[英国] 托尼 · 霍普 著　吴俊华 李方 裘劼人 译

医学伦理

牛津通识读本 ·

Medical Ethics

A Very Short Introduction

译林出版社

图书在版编目（CIP）数据

医学伦理/（英）霍普（Hope, T.）著；吴俊华，李方，裘劼人译．—南京：译林出版社，2015.9（2021.12重印）

（牛津通识读本）

书名原文：Medical Ethics: A Very Short Introduction

ISBN 978-7-5447-3282-6

I.①医… II.①霍… ②吴… ③李… ④裘… III.①医学伦理学 IV.①R-052

中国版本图书馆 CIP 数据核字（2012）第 219861 号

著作权合同登记号　图字：10-2014-197 号

医学伦理 [英国] 托尼·霍普 / 著　吴俊华　李　方　裘劼人 / 译

责任编辑　於　梅
责任印制　董　虎

原文出版　Oxford University Press, 2004
出版发行　译林出版社
地　　址　南京市湖南路 1 号 A 楼
邮　　箱　yilin@yilin.com
网　　址　www.yilin.com
市场热线　025-86633278
排　　版　南京展望文化发展有限公司
印　　刷　江苏苏中印刷有限公司
开　　本　635 毫米 × 889 毫米　1/16
印　　张　18.75
插　　页　4
版　　次　2015 年 9 月第 1 版
印　　次　2021 年 12 月第 7 次印刷
书　　号　ISBN 978-7-5447-3282-6
定　　价　39.00 元

序言

孙慕义

医学伦理关系产生于远古时期，医学道德的思想也源远流长，但医学伦理学真正成为一门指导医学伦理关系、医学道德决策和行为选择的学科，还是在20世纪初。由于生命科学技术和医学本身的发展，以及人们的健康需求，医学伦理学逐渐扩展为生命伦理学，并于20世纪70年代传入中国。由于它的重要作用与价值，仅仅三十余年的时间，它就发展成为一门显学。

医学伦理学对生命进行思考，包含了对生命原始的追问和对人类未来生命的渴盼及困惑（生命科学技术引发了人类的恐惧）。当代医学伦理学背负着人类的命运，并始终针对公民健康权利的维护等重大社会与时代问题，是生命科学和人文科学间的纽带，业已成为哲学与伦理学中的焦点学科。与此同时，医学伦理学的理论与体系还不够成熟，许多基本问题还难以得到最终解决，而生命科学技术、药械研发、医患冲突、医疗公正和卫生改革等问题又急需得到理论与政策上的回应。我们必须通过道德哲学的研究、探索与训练，找到一种适于介入现实和走向未来的方式。

令我们欣喜的是，细心的出版人和译者在诸多的文化作品中，向我们推介了这一部来自西方临床医学社会的医学伦理学读物。本书用轻松、机智、灵动、明快的笔调和现实职业生涯中一组组生动的案例,使人深思和觉醒。作者没有用纯粹、艰涩的道德理论来讨论他所选择的各类问题,但几乎每一章都立场鲜明地对这些问题给予了清晰精致的分析,对于遗传、生殖技术、安乐死、卫生资源的分配、精神病人的权利、临床中父权主义和知情同意原则的应用、心理健康、医生修养、医学科学研究以及照护老人时的家庭角色冲突等等,都提出了较为明确的观点。本书还令人信服地运用了道德哲学的推理程式,给读者一个或几个合理性的辩护理由,展现出了一位维护生命和敬畏生命的实践家切身的心理体验与现实感受。

作者收集和整理了许多生动的案例,很有意义,也很发人深省。我欣赏这位西方伦理学教授做出的对全人类有益的思考。我愿意推荐这本精致、通俗的医学伦理学小书,并相信它可以使所有人受惠。尽管书中没有什么艰深的理论,但它就生命和医疗关系给予了我们新的道德启示。对于我们当代中国的医务人员和医学生来说,这是一本很优秀的修习范本,既能够弥补教学上的缺憾,也可以在文化意识方面助推生命道德观教育,使学生学会临床上医学伦理难题的破解方法,化解复杂伦理评估中的矛盾和人际争执,成为一位理性、睿智的医学伦理临床实践者。其他读者在阅读本书之后也一定会成为一位明智的、克服情绪化的病人或是一位有医学道德素养的病人家属。

为了全人类和我们自己的幸福,我们应该具备医学伦理观,正如书中的一段引自J.S.米尔的话:

> 幸福是不是道德应当指向的目标——一定程度上应当是一个目标,而不应当受模糊的感觉或令人费解的内

在信念的控制，应当成为理性与思考的问题，而不应当仅仅是情感——对道德哲学这一概念本身来说是本质的……

感谢作者、译者与出版人，给了我们一本讲述医学伦理的好书，相信它会给所有需要它的人带来信心、力量与智慧。

2010 年 5 月于南京贰浸斋

本书献给我的母亲玛丽昂·霍普和父亲罗纳德·霍普，
他们激起了我对阅读和推理的热爱

浮平顿勋爵：哎呀，这就是我说的疲惫，夫人。不用想就知道是不可能平静的：现在思考对我来说是世界上最疲惫的事情。

阿曼达：难道阁下不热爱阅读？

浮平顿勋爵：哦，非常喜欢，夫人。但是我从来不思考我读过的书。

贝林西娅：哎呀，阁下怎么会读书而不思考呢？

浮平顿勋爵：哦，上帝啊！夫人，您每次祈祷都很专心吗？

阿曼达：好吧，我必须承认我认为读书是世界上最好的娱乐。

浮平顿勋爵：我非常同意您的想法，夫人，我有一个私人画廊（我经常漫步于其中），里面都是书和镜子。夫人，我把它们装饰和排列得非常漂亮，我敢在上帝面前这样说，在里面漫步和阅览是这个世界上最有意思的事情。

阿曼达：是的，我也喜欢整洁的图书馆。但是，我认为，书的内容也要受人欢迎才好。

浮平顿勋爵：我必须承认，我对此丝毫不介意。读书乃是以别人脑筋里制造出的矫揉造作的东西自娱。

（约翰·范布勒，《故态复萌》，第二幕，第一场）

目录

第一章
医学伦理学何以令人激动?

"我没那么多时间去思考,"他用一种略带防卫的语气说,"我只是把我成千上万的冰激凌卖给大家。哲学就留给醉汉们吧。"

(冰激凌摊贩,摘自马尔科姆·普莱斯,
《阿伯里斯特维斯,我的爱》)

医学伦理学会引起各种人的兴趣:既有思想家,也有实干家;既有哲学家,也有男男女女的活动家。它涉及一些重大的道德问题:例如安乐死和杀人的道德压力。它还将我们领入了政治哲学的领域。受到必然限制的卫生保健资源应当如何分配?决策程序应当是怎样的?医学伦理学还与法律问题相关。医生实施安乐死总是一种犯罪行为吗?什么时候才能违背一个精神病人的意愿对其进行治疗?此外,医学伦理学还探讨了一个值得关注的世界性议题,即富国与贫国之间的正确关系。

现代医学创造了新的道德选择,并给我们已有的传统观点带来了挑战。克隆给许多电影带来了灵感,也给人们带来了很多担忧。创造半人半兽生物的可能性已经离我们不远了。生殖技术引出了一个很抽象的问题:我们应当如何考虑那些尚未出生——也可能从不会存在的生命的利益？这个问题让我们从医学以外的角度来考虑我们应对人类的未来承担的责任。

从形而上学到日常实践都属于医学伦理学的范畴。医学伦理学不仅涉及这些大问题，而且也涉及日常的医学实践。医生与人们的性命密切相关，日常生活中充满了道德压力。一位有些痴呆的老年妇女患上了一种急性的、危及生命的疾病。是应该让她在医院里接受所有现有的药物和技术治疗，还是应该让她舒服地待在家里养病呢？一家人无法达成一致。这件事可能根本无法上头版头条；但是，正如奥登笔下的古典画家所认为的那样，大多数时间里，对于大多数人来说平常的事就是重要的事。我们在从事医学伦理学研究时，必须准备好与理论进行抗争，花时间思考并发挥想象力。但是我们还必须做好务实的准备：能够采用一种严肃、切实的方法。

我自己对于医学伦理学的兴趣是从理论开始的，当时我在读一个有哲学课程的学位。但当我进入医学院以后，我的爱好更多地偏向了实用。决定总是要做的，病人也总是要救助的。我被训练成了一位精神病医生，伦理学在我作为医生和临床学家的工作中仅成为了我的一丝兴趣。随着临床经验的积累，我越来越清楚地意识到伦理价值是医学的核心。我的训练中强调得比较多的是临床决策中应用科学依据的重要性。很少有人会想去论证，更不会有人注意到这些决策背后的伦理假设的正确性。因此我更多地向医学伦理学靠拢，期待医学实践以及患者能从伦理学推理中受益。我喜欢高度理论化的东西，也喜欢从事回到普遍性与抽象性的纯粹推理，但同时我也密切关注着实践的发展。我还探讨了非同一性问题（第四章）这一哲学“雷区”，因为我相信这一问题与医生和社会需要做出的决定是相关的。

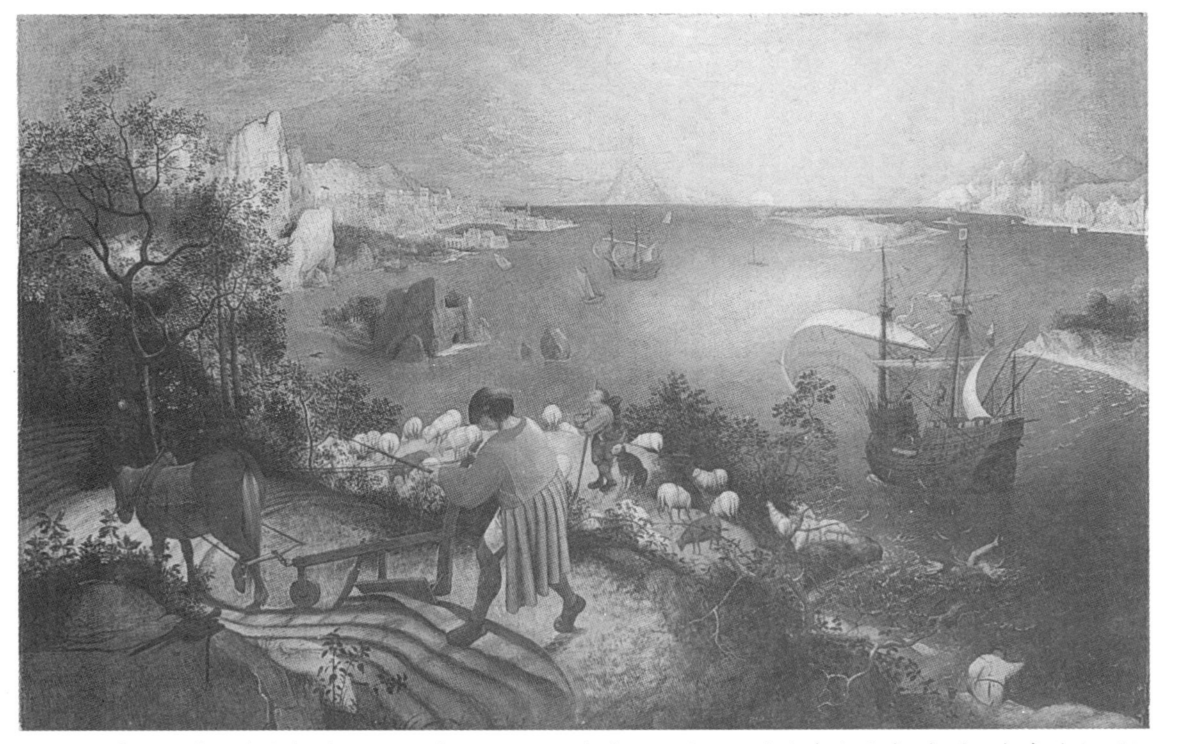

图 1　医学伦理学与农夫相关，也与伊卡洛斯（刚好能看见他的双腿消失在大海中）相关。勃鲁盖尔，《伊卡洛斯》（1555）。

哲学家与文化历史学家以赛亚·柏林对托尔斯泰的一篇评论开头如下：

> 希腊诗人阿基洛科斯的诗段中有一句诗写道："狐狸知道许多事情，而刺猬知道一件大事。"

柏林随后提出，打比方来说，狐狸与刺猬之间的差别可以标示出"作家与思想家之间最深刻的区别之一，而且这个区别也许可以适用于整个人类"。刺猬代表了将所有事情归拢到一个核心见解的人，这一见解是

> 根据他们的理解、想法和感觉建立的一个大体一致或能够清楚表达的系统——一条有组织的普遍原则，根据这一原则，他们本身和他们的言语都有重要意义。

狐狸代表了

> 那些追求许多目标的人，这些目标常常互无关联甚至相互矛盾，只有在某种实际的情形下才有可能有联系，……[他们]生活，活动，抱有一些独立的而非统一的观点……抓住各种体验的精髓……却没有……试图将它们纳入……任何一种不变的、包含一切的……单一的内在视角。

柏林在众人中举出了刺猬型的人：但丁、柏拉图、陀斯妥耶夫斯基、黑格尔、普鲁斯特等。他还举出了狐狸型的人：莎士比亚、希罗多德、亚里士多德、蒙田和乔伊斯。柏林还认为托尔斯

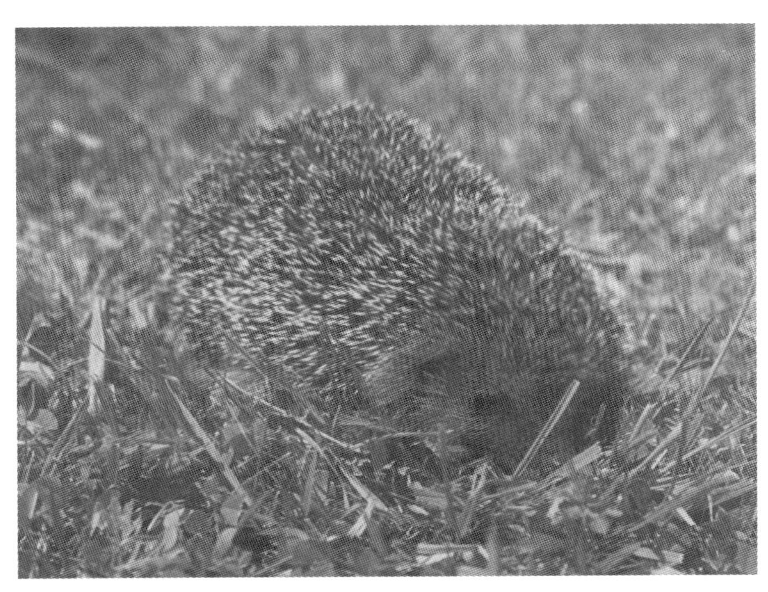

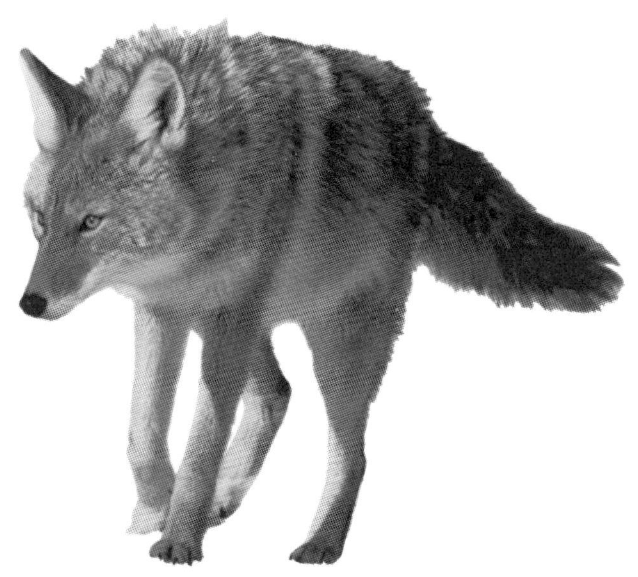

图2 你是一只刺猬还是一只狐狸?

泰是天生的狐狸,但却被误以为是刺猬。

我是一只狐狸,或者至少我的意愿是做一只狐狸。我钦佩那些努力创造一个单一视角的人在智慧上的严谨,但我更喜欢柏林所说的狐狸丰富、矛盾和无序的视角。本书中,我无意用一种单一的道德理论来讨论不同的问题。每一章我都用一个特定的立场来讨论一个议题,无论何种讨论方法对我来说似乎都是最相关的方法。我在不同的章节里讨论了不同的领域:遗传学、现代生殖技术、资源分配、心理健康、医学研究等;并且在每个领域都着眼于一个问题。本书的最后我向读者提出了一些其他的问题和更多的读物。贯穿全书的一个观点是推理与合理性的极端重要性。我认为医学伦理学本质上是一个理性的学科:它就是要你为所持的观点给出理由,并随时准备好根据理由改变你的观点。因此本书的中部有一章是对多种理性论证工具的讨论。尽管我相信理由和证据的极端重要性,但是我心中的狐狸却发出了一声警告。清晰的思维以及高度的理性是不够的,我们需要开发我们的心灵,同样也需要开发我们的智力。如果没有正确的敏感性、思想上的一致性与道德上的热情,就可能会导致糟糕的行为和错误的决定。小说家扎迪·史密斯曾写道:

> 在英国喜剧小说中,没有比自认为正确更大的罪恶了。喜剧小说给我们的经验是,我们道德上的狂热让我们变得顽固、肤浅、单调。

我们需要把这个经验应用到实践伦理学的任一领域,包括医学伦理学。

难道还有什么能比安乐死这个棘手的问题更适合开始我们的医学伦理学旅程吗?

第二章
安乐死:有益的医学实践还是谋杀?

善举不需要长篇大论,演讲的技艺是恶行的屏障。

(修昔底德)

实施安乐死违背了一条最古老、最受尊崇的道德戒律:“汝不可谋害人命。”在某些条件下,实施安乐死是指导医学实践的最广为人知的两条原则的道德要求,这两条原则是:尊重患者自主权和提升患者的最大利益。在荷兰和比利时,主动安乐死可以在法律允许的范围内实施。

在荷兰合法实施主动安乐死的必备条件概要

1. 患者必须面临一个无法忍受的、长期痛苦的未来。
2. 死亡请求必须是自愿且经过慎重考虑的。
3. 医生和患者必须确信没有其他解决方法。
4. 必须有一名医生的意见而且必须以一种医学上适当的方式结束生命。

在瑞士和美国的俄勒冈州,类似于安乐死的医师协助自杀在满足某些条件时是合法的。在过去一百年中,英国上议院曾三次仔细考虑了使安乐死合法化,但是每次都否决了这一可能性。世界各地倡导自愿安乐死的社团吸引了大量的成员。

打纳粹牌

有一种常见却又不成立的反对安乐死的论证被我称为“打纳粹牌”。安乐死的反对者对支持者说:“你的观点和那些纳粹正好一样。”反对者根本不必说出这个结论:“因此你的观点是彻底不道德的。”

让我把这个论证用哲学中的经典形式三段论写出来(我将在第五章进一步讨论三段论):

前提 1:纳粹的许多观点都是彻底不道德的。

前提 2:你的观点(支持一定情况下的安乐死)是纳粹的观点之一。

结论: 你的观点是彻底不道德的。

这是一个不成立的论证。只有当纳粹所有的观点都不道德的时候,它才成立。

因此我将前提 1 换成如下前提 1*:

前提 1*:纳粹的所有观点都是彻底不道德的。

在此情况下,这一论证在**逻辑上**是成立的,但为了评定这一论证是否**正确**,我们需要评定前提 1* 的真实性。

对于前提 1* 有两种可能的解释。一种解释是被称为**人身批判**(或称**错误伴随谬误**)的一种经典错误论证:一种特定的观点是正确还是错误,并不取决于支持或反对该观点的理由,而是取决于一个特定的持有该观点的人 (或者团体)(见瓦布顿,1996)。然而,坏人会有一些好观点,而好人也会有一些坏观点。很可能一个高级纳粹分子曾是道德范畴内的素食主义者。这个事实与道德范畴内是否赞成素食主义无关。重要的是赞成或反对该观点的理由,而不是谁持有该观点。顺便提一下,希特勒实践素食主义属于健康范畴,而不是道德范畴(科林·斯宾塞,1996)。

另一种对于前提 1* 的解释似乎更有希望说得通，该解释认为那些被归为“纳粹观点”的观点都是不道德的。一些特定的纳粹分子对某些问题的某些观点可能是不道德的，但是这些观点并不是“纳粹观点”。前述提及的纳粹观点是一套相联系的观点，都是不道德的，是受种族主义驱使的，且包括杀死与其意志和利益相冲突的人。因此当有人说安乐死是一种纳粹观点时，这意味着安乐死是以不道德的纳粹世界观为特点的核心的不道德观点之一。然而，这一论证的问题在于安乐死（例如在荷兰所实施过的）的绝大多数支持者并不支持纳粹的世界观。事实正好相反。围绕安乐死争论的双方都认为，假借“安乐死”名义进行的纳粹屠杀是极端不道德的。争论的关键在于，在特定条件下安乐死是对还是错，是道德还是不道德。这些均依赖于弄清特定的情况和安乐死的确切定义。只有这样，才能恰当评估支持或反对安乐死合法化的论证。我们需要的是澄清一些概念。

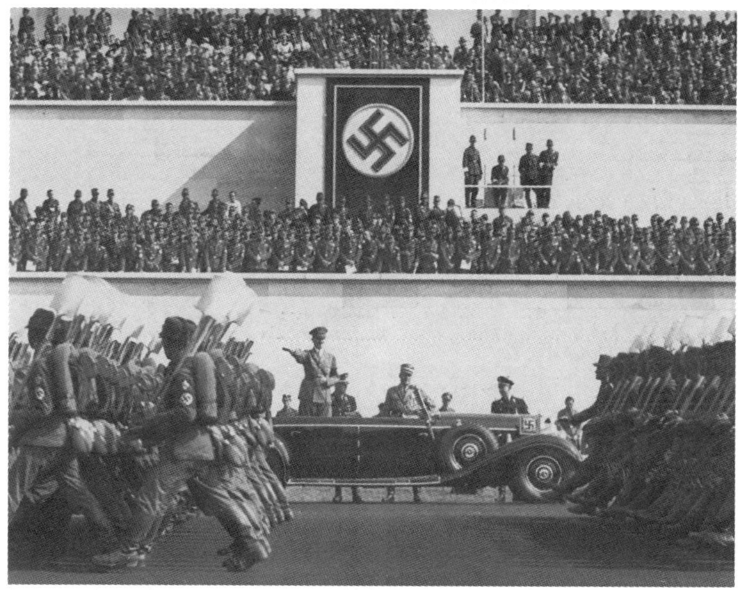

图 3　那些反对自主安乐死的人常常打纳粹牌。

澄清安乐死争论中的一些概念

让我们从一些定义开始(见下文)。这样做有两个目的:区别不同种类的安乐死和为我们提供一张精确的词汇表。这种精确性在评估论证和论据时通常会很重要。如果一个词在论证中的某一处被用于表达了一种意思,又在论证中的另一处被用于表达了另一种意思,则该论证也许看上去成立而实际上却不成立。

安乐死与自杀:一些术语

安乐死这个词来源于希腊语 eu thanantos,是愉快地或者安逸地死亡的意思。

安乐死:

为了 Y 的利益,X 有意地杀死 Y,或者允许 Y 死亡。

主动安乐死:

X 执行了一个行为,该行为导致了 Y 的死亡。

被动安乐死:

X 允许 Y 死亡。X 停止或撤销生命延长治疗。

自愿安乐死:

Y 自己有能力要求死亡的安乐死,即一个有行为能力的成人想要死去。

非自愿安乐死:

Y 无能力表达自己选择权的安乐死,例如 Y 是一个有严重缺陷的新生儿。

强迫安乐死:

虽然 Y 有能力表达愿望,而且死亡是违背其愿望的,但是 X 为了 Y 的利益仍允许或迫使 Y 死亡。

自杀：

Y 有意地杀死自己。

协助自杀：

X 有意地帮助 Y 杀死自己。

医师协助自杀：

X（一位医师）有意地帮助 Y 杀死自己。

［摘自 T.霍普、J.瑟武列斯库和 J.亨德里克，《医学伦理学与法律：核心课程》（邱吉尔·利文斯敦出版社，2003）］

如果你研究一下这些定义，你马上就会清楚"打纳粹牌"完全无视了一些重要的区别。第一点是安乐死这个词，至少如我提出的用法所指出的那样，死亡是为了此人的利益，而纳粹杀人从不考虑被杀死者的利益。第二点是安乐死可以是自主的、强迫的或者是非自主的。第三点是安乐死可以是主动的或者被动的。让我们从第一点开始。

患者的最大利益

死亡会是从某人的最大利益出发的吗？我相信会。法庭相信会。大多数医生、护士和患者家属也相信会。在卫生保健领域，这个问题会非常频繁地出现。一位患有致命的不治之症的患者只能存活一两天了，但是通过积极的治疗，她可以多存活好几周。除了这一致命疾病，该患者可能还患有胸部感染，或者血液中化学成分不平衡。抗生素或者静脉输液有可能治疗该急性问题，尽管它们对阻止潜在疾病的发作起不到任何作用。所有护理患者的人通常都会同意，患者现在死去比接受生命延长治疗更符合患者的最大利益。如果患者现在的生活质量非常差，也许是由于持续的无法治疗的呼吸困难——一种常常比剧痛更难以改善的痛苦，这时不进行治疗的决定将更易让人接受。然而，如果我们认为患者的最大利益是活下去而不是在几天内死去，那么我们必须对其采取生命延长治疗。但我们不这么想：我们相信她的最大利益是现在死去而非接受生命延长治疗，因为鉴于潜在的致命疾病，她的生活质量已经非常差了。

尊重患者的愿望

多数重视个人自由的国家准许有行为能力的成人拒绝任何治疗，即使该治疗符合患者的最大利益，即使它可以救命。例如一位耶和华见证会的教徒会拒绝能挽救其生命的输血。如果一位医生试图违背有行为能力的患者的意愿对其进行治疗，则该医生就在未经允许的情况下侵害了该患者的身体完整性。在法律上这可能构成“殴打”。

被动安乐死被广泛接受

在许多情况下，停止或撤销治疗在道德上被广泛认为是正确的，并已受到英国法律保护。接受被动安乐死有两个基本条件：

(1)符合患者的最大利益；

(2)与患者的意愿一致。

这两个条件中的任何一条都是支持被动安乐死的充分条件。

与普遍的医学实践一样，我相信确有这样的情况：一个人的最大利益是死去而非活着。我也相信一个有行为能力的人有权拒绝救命的治疗。在上述任一条件下停止或者撤销对患者的治疗都是正当的，即使这将导致其死亡。

如果我是正确的(并且英国、美国、加拿大以及许多其他国家的法律都支持这个立场),那么为什么考克斯医生,一位富有同情心的英国内科医生,会被判谋杀未遂呢?

考克斯医生做了什么?

莉莲·博伊斯是一位70岁的严重风湿性关节炎的患者。止痛药似乎对疼痛已经无能为力了。人们认为她大概会在几天或几周内死去。她请求她的医生考克斯结束她的生命。考克斯医生鉴于两个原因为她注射了致死剂量的氯化钾:

(1)出于对他的患者的同情;

(2)因为这是她要求他做的。

考克斯医生被指控并被判定谋杀未遂。(不指控他谋杀是因为就莉莲·博伊斯的病情来看,她本该是死于她的疾病而不是死于注射。)

法官在引导陪审团时说道:

> 就连控方都承认他[考克斯医生]……是受莉莲·博伊斯巨大痛苦的状况所驱使,受其认为她不可能恢复活力的观念所驱使,以及受其对她可怕痛苦的强烈同情所驱使。然而……一旦他以杀死她或加速她的死亡为首要目的向她注射氯化钾,他即犯下了被指控的罪名[谋杀未遂]……无论是患者还是深爱着她的家属,即便他们表达过此类意愿,该立场都无法改变。

这个案例清楚地明确了主动(自愿)安乐死在英国普通法中是非法的(而且可能是谋杀)。值得注意的是,这位患者有行为能力而且想要一死,深爱她的近亲和她的医生(和患者一样)

都相信死亡符合她的最大利益，而且法庭也未怀疑这些想法的真实性。

在法律与道德的巨大影响之下，考克斯医生的案例与医学实践中完全合法地停止和撤销治疗的寻常案例之间的关键性不同点是，考克斯医生**杀**了莉莲·博伊斯，而不是让她自己死去。

安乐死

道德哲学家运用“思维实验”。思维实验是想象中的情形，有时相当不现实。它能梳理并分析某一情形道德方面的特征，被用来检验我们道德观念的一致性。我想让你用思维实验来考虑一个案例，像考克斯案一样，这个案例也是关于安乐死的。

安乐死：被困卡车司机之例

一个司机被困在一辆燃着熊熊大火的卡车中。没有任何办法救他。他很快就将被烧死。司机的一个朋友站在卡车旁。这个朋友有一把枪且枪法很准。司机要求他的朋友开枪打死他。对他来说，被枪打死比被烧死的痛苦要少一些。

我想把一切法律上的考虑先放在一边，问一个纯粹的道德问题：司机的朋友应该对他开枪吗？

朋友杀死司机有两个非常有说服力的理由：

1. 这样会少些痛苦。

2. 这是司机所希望的。

这是我们所考虑的能够证明被动安乐死合理性的两个理由。如果你认为他的朋友不该对司机开枪，你会给出什么样的理由呢？我会考虑七条理由：

1. 他的朋友可能杀不死司机但却重伤了他，并给司机造成比不开枪更大的痛苦。

2. 有可能司机没有被烧死而从大火中幸存下来。

3. 从长远来说,这对于他的朋友并不公平:他永远会为杀死司机而感到内疚。

4. 虽然在此例中让朋友杀死司机似乎是正确的,但是这样做仍然是错的;因为除非我们严格遵守杀人是错误的这个准则,否则我们会滑下一个滑坡。不久我们将会杀死别的人,因为我们误以为这符合他们的最大利益。而且我们会进一步下滑到为我们的利益去杀人。

5. 自然论证:虽然对于一位临终的患者来说,停止或撤销治疗是顺其自然,但是杀人是对自然的干涉,因此它是错误的。

6. 扮演上帝的论证:这是自然论证的宗教版本。杀人是"扮演上帝"——抢走了本应由上帝独自担当的角色。相反,听任死亡并没有篡夺上帝的角色,而且如果在此过程中施加关爱,还能让上帝的意愿全部得以实现。

7. 杀人在原则上是一个(重大)错误。被动安乐死与安乐死之间的差别在于前者包含了"放任去死"而后者包含了杀人;而杀人是错误的——它是一个根本上的错误。

这些论证能站得住脚吗?让我们依次推敲。

论证 1

确实,现实生活中我们无法确定结果。如果你相信论证 1,那么你就主张安乐死不是原则上错误的,主张现实生活中我们永远无法确定它会仁慈地结束生命。我乐于承认我们永远无法绝对肯定开枪会没有痛苦地杀死他。有三种可能的结果:

(a) 如果他的朋友没有开枪(或者如果子弹完全没有击中),那么司机会遭受相当大的痛苦并死去——让我们把这个痛苦量称为 X。

(b) 他的朋友开了枪并得到了预期的结果:司机几乎立即死亡,而且几乎没有痛苦。在这种情况下,司机会承受一个痛苦量 Y,而 Y 比 X 小很多——实际上如果我们从他朋友开枪的那一刻开始计算痛苦量,Y 几乎等于零。

(c)他的朋友开了枪,但是只是使司机受伤,造成他遭受一个总的痛苦量 Z,这里 Z 比 X 大。

根据论证 1,正是由于可能性(c),他的朋友不向司机开枪会更好。

我们现在可以比较一下他的朋友不开枪与开枪这两种情况。在前一种情况中,总的痛苦量是 X。在后一种情况中,痛苦量非 Y(接近零)即 Z(比 X 大)。因此,他的朋友开枪后可能造成一个更好的事态(较少痛苦)或者一个更糟的事态(更多痛苦)。如果重要的是避免痛苦,那么是开枪好还是不开枪好取决于 X、Y 和 Z 之间的区别和各个结果发生的概率。如果瞬间死亡是开枪后最可能发生的结果,且如果痛苦量 Z 不比 X 大很多,那么开枪杀死司机似乎是正确的,因为开枪很有可能会大幅减少痛苦。

我们很少能对结果完全肯定。如果这种不确定成为一条不去行动的理由,那么我们将根本无法在生活中做决定。此外,医学环境下的安乐死(比如考克斯医生所做的)基本不可能带来更多的痛苦。我推定论证 1 没有对反对自主安乐死提出一个令人信服的论证。

论证 2

论证 2 是论证 1 的反面,而且存在同样的弱点。司机痛苦而死的可能性是很大的,而他幸存的可能性是否会更大,这个问题取决于两者实际概率的大小。如果司机基本不可能活下来,那么论证 2 并不具有说服力。

论证 2 的支持者可能会反驳这个结论,认为将司机从燃烧的卡车中营救出来的微小概率的重要性应当是无限大的。如此看来,无论其发生率有多低,都应该抓住这样的机会。对于此论证有三种反应:第一种,给予救援成功的可能性以无限大的重要性有什么根据?第二种,如果我们因为考虑到救援成功的极小概率而认为不开枪是合理的,那么我们同样可以断定我们应该开枪。这是因为子弹虽然要杀死司机却可能实际上让他得救(如击飞了车门),这同样具有极小的概率。第三种,如果论证 2 为拒绝安乐死提供了可信的理由,那么它也可以为任何情况下都拒绝停止医疗提供可信的理由。这是因为给予治疗可以让生命延长足够的时间来让"奇迹"发生,让患者被治愈并健康地活得更久。

论证 3

论证 3 是不成立的,因为其回避了正在讨论的问题的实质。如果对司机开枪是件错误的事情,那么他的朋友才会感到内疚。但是问题的关键在于怎样做才是对的或者错的。如果对司机开枪是对的,那么他的朋友就不应该因为射杀了他(并因此减少了司机的痛苦)而感到内疚。有可能感到内疚不管怎样都不是决定他的朋友该怎样行动的一个原因。相反,我们应当先回答怎样做才是正确的,只有这样我们才可以问他的朋友是否应该感到内疚。

论证 4

论证 4 是所谓滑坡论证的一个版本。这是医学伦理学中非常重要的一种论证,我将在第五章中更详细地探讨。我将区分两种滑坡——逻辑或者概念上的滑坡，以及经验或者实践中的滑坡。正如我们即将看到的，反驳滑坡论证所需的理由取决于论证是以何种方式提出的。

论证 5 和 6

自然论证和扮演上帝的论证与滑坡论证一样，在医学伦理学中有着更普遍的应用。我将在随后更详细地讨论它们（第五章）。

论证 7

在所有考虑到的论证中，只有论证 7 认为杀人是原则上错误的。

安乐死是原则上错误的吗？

现阶段我们需要弄清楚“杀死”的含义。有些人认为安乐死是原则上错误的，而通常医学实践中的被动安乐死则不是错误的。他们的理由是安乐死包含了主动地造成死亡而不是未能阻止死亡。

但是这个理由并不充分。让我们来考虑下面的医学情形。吗啡有时被用在患有绝症的濒死的患者身上，以保证患者尽可能少受痛苦。除了防止疼痛，吗啡还可以减少呼吸的频率与深度（通过作用于大脑中负责呼吸的部分）。在某些情况下，尽管不是在所有的情况下，吗啡不仅可以减少痛苦，还可以有缩短患者生命这一可预见的效果。医生对病危患者使用吗啡来减少患者的痛苦并预见（尽管不是有意地）患者的提前死亡，这并不会违反法律。事实上，在这些情况下使用吗啡常常是一种很好的临床操作。然而向患者注射吗啡和注射氯化钾一样是主动的行为。关键的不同在于，在注射氯化钾的情况下，注射的**意图**是让患者死亡——而这是减轻患者痛苦的方式。在注射吗啡的情况下，注射的意图是减轻疼痛；提前的死亡是**可以预见的却不是有意为之的**。至少，英国及其他许多国家的法律就是这么认定的。

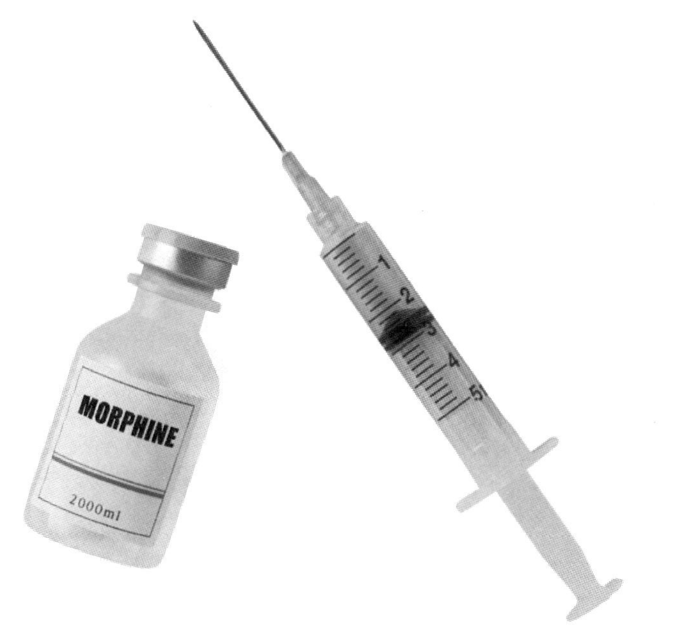

图4 医生A给一位快要死的患者注射吗啡（一种强力止痛剂）以减轻其病痛，并且预见患者会更快地死去。医生B为了减轻一位快要死的患者的病痛为其注射吗啡而加速其死亡。医生A和医生B的做法在道德上有什么差别吗？

根据这种分析，杀人，也就是安乐死中的杀人，包括两个方面：一方面，所采取的是一个主动行为（而非仅仅是不作为）；另一方面，死亡是有意造成的（而非仅仅是可预见的）。这两个方面都必须纳入到杀人的定义中去，但没有一个是充分条件。

检验作为与不作为、企图与预见一个后果之间区别的道德重要性的几个假想事例(思维实验)

1. 史密斯与琼斯之例

史密斯溜进6岁堂弟的浴室溺死了堂弟,并把现场布置得像是一次意外。史密斯这么做的原因是,他堂弟的死会给他带来一大笔遗产。

琼斯准备从6岁堂弟的死中获得和史密斯差不多的一大笔遗产。和史密斯一样,琼斯溜进堂弟的浴室并企图溺死他。然而,堂弟意外滑倒撞到了自己的头,随之溺死在浴缸中。琼斯本可以很轻松地救起他的堂弟,但他非但没有准备救他堂弟,还随时准备将那孩子的头按回到水里。但后来表明这是没有必要的。

史密斯和琼斯的行为在道德上有区别吗?

这对事例可用来支持一个观点:当后果与动机一样时,作为(杀人)与不作为(没有救人)在道德上是没有区别的。

2.罗宾逊与戴维斯之例

罗宾逊没有向一个帮助贫困国家抗击饥饿的慈善团体捐赠100英镑。结果,一个本可以靠罗宾逊给的钱活下去的人饿死了。

戴维斯捐赠了100英镑,但也向一个分发捐赠食物的慈善机构寄去了一包有毒的食物。最终的也是其想要的结果是,一个人被那包有毒食物毒死了,而另一人却因100英镑的捐款而活命。

罗宾逊与戴维斯所做的在道德上有区别吗?如果有,

区别是否在于戴维斯做出了杀人的举动，而罗宾逊只是不作为？

这对事例是用来反驳从史密斯和琼斯之例所推出的结论的，它表明即使最终的结果一样，一个举动（寄有毒包裹）加上杀人的企图在道德上比不作为（未能给予慈善捐助）要坏得多。

3.牺牲一人救五人

失控的火车：一列失控的火车正在接近铁道上的道岔。如果道岔没有转换，那么火车将轧死绑在铁道线上的五个人。如果道岔转换了，火车会冲上另一条铁道且只会轧死一个（不同的）人。没有办法使火车停下；但是你可以转换道岔让一个人去死，而不是五个人。

你会转换道岔吗？

器官捐赠：可以杀死一个健康的人以获得他的器官并救活五个不同器官衰竭的人。

你会杀死这个健康的人来使用他的器官吗？

通常人的直觉是第一种情况下改变道岔是对的（这样会死较少的人），杀死一个健康人获得他的器官来救活更多的人则是错误的。然而，在这两个事例中，不作为将导致五人死亡，而作为只会导致一人死亡。什么可以判断常人直觉的对错？这对事例可用来支持这样一个观点：行为的本质会带来道德上巨大的不同，即便后果是一样的。

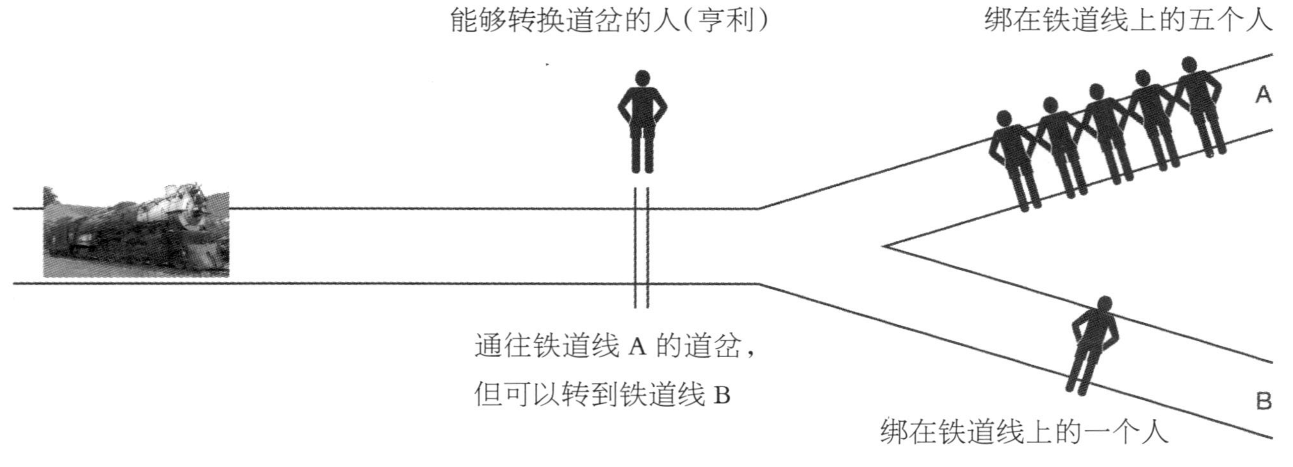

图 5 如果亨利什么都不做,火车会沿铁道线 A 行驶并轧死五人。如果亨利转换道岔,火车会沿铁道线 B 行驶并轧死一个(不同的)人。火车不可能及时停下,这六个被绑在铁道线上的人也不会有人被及时释放。亨利应该转换道岔吗?

简而言之，这个认为安乐死是原则上错误的论证在道德上强调了(1)作为与不作为的区别，以及(2)企图与预见死亡的区别。作为与不作为之间，企图与预见之间，是否存在道德上的甚至概念上的差异？在这两个问题上大家已经展开了许多争论，却没有达成一个确定的立场。前面的方框中给出了争论双方使用的一些思维实验。我不想泛泛讨论这些有关道德区别的大问题——除非它们与安乐死的争论相关。

值得注意的是，所有这些思维实验都包含了杀人或者未能救人，而这都不是为了一个人的利益。此外，这些例子中还有一些包含了杀一人而救另一人。当然，在安乐死的情形下，情况并不如此。我知道没有令人信服的思维实验可以表明作为与不作为或者企图与预见之间道德上的区别，这个区别包含了以下三点安乐死的关键特征：

(1)我们进行行为评估的人对于将死者有着明确的关爱的责任；

(2)没有损害一人而使另一人受益的问题；

(3)死亡是将死者的最大利益。

是死亡的伤害使杀人成为错误

安乐死的反对者最终会将他们的问题归结到一个基本的原则上：杀人在道德上是错误的。他们会认同这样的复杂的情况存在：杀死一人却可拯救另一人——或者许多其他人。他们会认同在这些情况下，杀人应该是正确的做法。但在安乐死的情况下，没有他人的生命会被挽救。安乐死的错误源自杀人的错误，而且并没有被拯救其他生命所抵消。

我们有强烈的直觉认为杀人是错误的。对于大多数人来说，与继续活下去相比，现在就濒临死亡是一个很大的伤害。杀人之所以通常是一个大错，是因为濒临死亡通常是一个很大的伤害。然而，杀人的错误是由濒临死亡的伤害造成的，反之则不成立。因此，如果患者的最大利益是现在死去，而不是忍受被拖延的、痛苦的临终过程，那么杀人就不再是一个错误。换句话说，当死亡带来利益而不是伤害时，杀人并不是一个错误。那些认为安乐死是原则上错误的人忘记了杀人的错误与濒临死亡的伤害之间在概念上的联系。

结论

我反对自主安乐死是原则上错误的这个观点，因为该论证本末倒置：是濒临死亡的伤害使得杀人是一个错误，而反过来说则不对。当遵循一个道德准则的结果是遭受痛苦时，我们就需要仔细审视一下我们的道德准则，并且怀疑我们是否过于生硬地应用了这个准则。我相信，我们在主张自主安乐死是道德上错误的时候就是这么做的。以别人的痛苦为代价去追求一种道德清白感，这是有悖常理的。

第三章

为何低估“统计学上的”人会付出生命的代价？

幸福是不是道德应当指向的目标——一定程度上应当是一个目标，而不应当受模糊的感觉或令人费解的内在信念的控制，应当成为理性与思考的问题，而不应当仅仅是情感——对道德哲学这一概念本身来说是本质的……

（J. S. 米尔，《伦敦和威斯敏斯特评论》，1838）

生命的现金价值

1997年1月，托尼·布利摩尔曾尝试在帆迪环球航海赛中环球航行。他到达澳洲海岸以南1500英里处危险而冰冷的南大洋水域时，他的船被飓风和巨浪掀翻。他被困在船壳下四天，直到被澳大利亚国防军有史以来最大也是最贵的一次行动救起。为了拯救一条生命，一个文明社会应当准备花多少钱？回答是“不惜一切代价”，还是应该有个限度？即使尝试一次昂贵的救援行动成功机会也很小的时候呢？

让我提出一个更普遍的问题。一个人生命的现金价值是多少？这个问题令人感到不安，但矛盾的是，在有些情形下回避这个问题将会付出生命的代价，分配稀缺的医疗资源就是其中的一种情形。

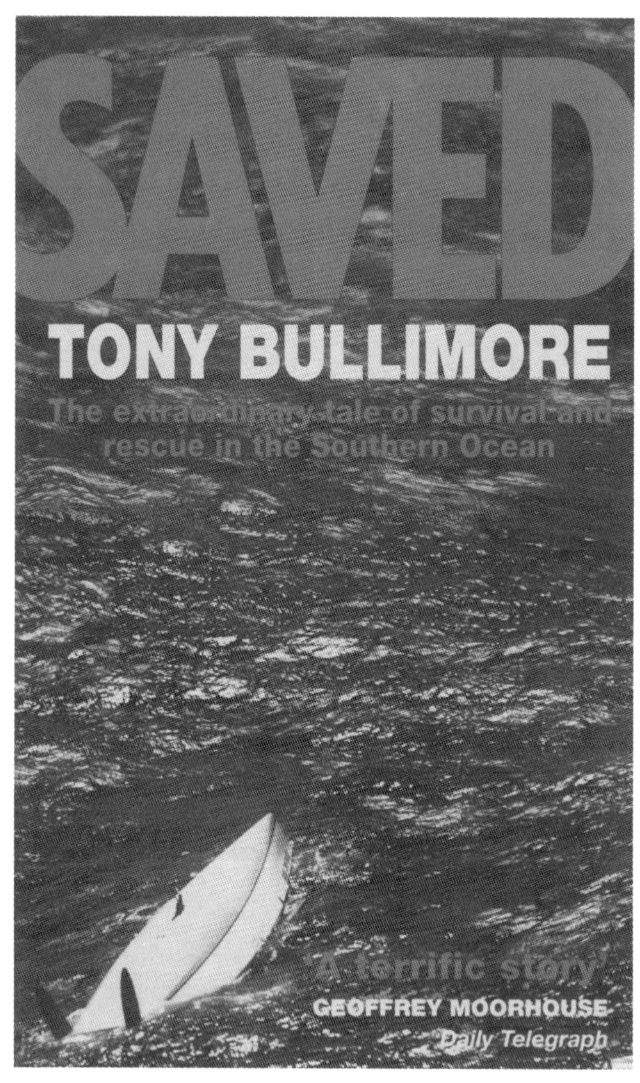

图6 为了拯救一个人的生命，一个文明社会应当准备花多少钱？

世界上没有一个卫生保健体系有足够的钱能为所有的患者在所有的情况下提供可能的最好的治疗，即便那些在卫生保健上投入相对较多的国家也不能（见下表）。治疗总是在不停地得到更新和改进。在英国，平均每个月有三种新药被批准上市。几乎所有的新药相对于现有的治疗都是有益的，而且有的还能延长人们的生命。这些新药中的许多都很昂贵。何时才值得花额外的钱来获取额外的益处呢？所有的卫生保健体系都必须问这个问题，不管是像美国的"管理医疗模式"一样的私营体系，还是像英国国家健康中心一样的公共资助体系。

国家卫生支出：一些较富裕国家的例子

国家	**%GDP**	**人均购买力($)**
澳大利亚	8.6	2085
加拿大	9.3	2360
法国	9.4	2043
德国	10.3	2361
新西兰	8.1	1440
挪威	9.4	2452
英国	6.8	1510
美国	12.9	4165

1998 年的数据，摘自 2001 年经济合作与发展组织的卫生资料

如果无法总是提供最好的治疗，那么我们必须做出选择。我们有限的卫生保健资源应当如何分配？这个普遍存在的问题是医学伦理学中最重要的问题之一。我们给出的答案会影响到成千上万的生命的质量及其长短。

生活质量

一些医学治疗对于延长预期寿命基本无效，但是可以改善生活质量：例如对骨关节炎患者实施髋关节置换。我们在考虑分配卫生保健资源的正确方法时所面临的一个相当难解的问题是，如何比较和评估改善生活质量和延长生命之间的相对重要性。我并不准备解决这个问题，也不准备首先解决与衡量生活质量相关的问题。我将专门探讨生命延长治疗，因为单就这些治疗进行资源分配，我们需要考虑的问题就已经够多了。生命延长治疗有许多例子。阑尾炎手术延长了生命，因为如果不做这个手术大多数病人都会死去。乳癌筛查可以延长生命，因为早期发现和治疗可以增加预期寿命。高血压增加了死于心脏病和中风的风险，降低血压的治疗降低了这个风险，尽管无法消除它。肾透析让那些肾脏已无法充分发挥作用的人得以活下去，每一年的透析就是多一年的生命。

掌控一项预算

设想你负责一个面向特定人群的卫生服务机构。你有一笔有限的预算——你负担不起所有的人在所有的时候都得到最好的治疗。你已经决定了怎样用掉你的大部分预算，但你还有几十万英镑可用于调拨。你与你的顾问们坐下来探讨使用余下这部分钱的最佳方法。有三种可能性，而你必须从中选择一种。这些可能性是：

(1) 一种新的治疗肠癌的方法，可给予相关患者一个很小的却又非常重要的机会来增加预期寿命；

(2) 一种新药，可降低由遗传导致的高血胆固醇患者死于心脏病的概率；

(3) 一件新的手术用具，可有效降低一种特别困难的脑部手术的死亡率。

你会根据什么来在这些可能性间进行选择呢?

有一种很多人支持的方法是这样的:让一个人一年的生命优先于另一个人一年的生命是没有道理的,而让可以从肠癌治疗中受益的人相对于由遗传导致的高血胆固醇患者或脑癌患者而享有优先权也是没有道理的。每种情况下的人都会过早地死去，而每种情况下的治疗都会增加他们生存更长时间的机会。因此,我们应当做的是花钱来“购买”尽可能多的寿命年份。我们这样做公平地对待了每一个人:我们认为每一年的生命价值相等,无论其属于谁。

分配问题

即使对于被这种方法吸引的人(比如我)来说,仍有一个问题需要面对:“分配问题”。让我们来看一下表中描述的三种干预措施。

在三种干预措施中选择

干预措施 1	10 人受益	获得的总寿命年份:35
干预措施 2	15 人受益	获得的总寿命年份:30
干预措施 3	2 人受益	获得的总寿命年份:16

假设所有这些干预措施花费相同,而我们只能负担得起其中一种。进一步假设分配如下。受益于干预措施 3 的两个人可以每人多享有 8 年寿命。受益于干预措施 1 的十个人平均受益 3.5 年,范围在 2 至 4 年之间。受益于干预措施 2 的十五个人平均受益两年,范围在 1 至 3 年之间。我们应该支持三种干预措施中的哪一种呢?

如果我们认为我们该做的是“购买”我们所能买到的最大数量的寿命年份(最大化观点),那么我们应当将我们的钱花在干预措施 1 上,因为我们买到了 35 个寿命年份,这比我们将钱花在另两种干预措施中的任一种上得到的都要多。一些人可能会认为干预措施 2 更可取,因为我们帮助了更多的人(15 比 10),虽然每人只得到了较少的额外寿命年份。尽管如此,还会有其他人认为干预措施 3 是最好的选择,因为这两个受助者获得了真正明显的收益(8 年寿命),而在另两种选择中没有人能获得超过四年的寿命。只有寿命年份的总数才要紧,还是这些年份在这些人中分配的方式更重要?这个问题就是“分配问题”。那些反对最大化观点的人需要详细说明他们如何在帮助更多的人却使每人受益很少与帮助更少的人却使每人受益更多之间进行取舍。除非遇到极端的情况,我一般乐于认同最大化寿命年份的总数,并不过分担心它们的分配。

我通常乐于将资源用于获得最大数量的寿命年份,但我却是一个少数派——而且世界上没有一个卫生保健体系采用我的方式。我的立场(最大化观点)中的一个问题将我们带回到了托尼·布利摩尔及其环球航行的尝试。我的立场没有赋予所谓施救准则以道德上的重要性,然而这条准则似乎直觉上就是对的。

施救准则

“施救准则”与一种情形相关:一个特定的人的生命处于高度危险之中。有一种干预措施(“施救”)有很大的可能可以拯救这个人的生命。“施救准则”核心的价值观是:在此种情形下为获得一个寿命年份而花更多的钱通常比在我们无法认定谁受到帮助的情形下花钱更合理。

考虑一下卫生保健中两种假定却真实的情形。

干预措施 A（救助不知名的“统计学上的”生命）

A 是一种能使少数人免于过早死亡的药物。例如，一个相关组里有 2000 人，如果不服用 A，那么 100 人会在随后的几年中死去。如果服用 A 则会死 98 人。虽然我们知道药物 A 会预防死亡的发生，但是我们并不知道哪些特定的生命会被挽救。药物 A 价格便宜——每获得一个寿命年份的费用是 20000 英镑。一个这样的例子是降低中度高血压的药物。另一个例子是一类被称为他汀类的降低血液胆固醇的药物。降低血压以及降低胆固醇可以减少心脏病、中风和死亡的风险。

干预措施 B（救助一个特定的人）

B 是针对一种如果不治疗就会威胁生命的病情的唯一有效治疗。如果不服用 B，有这种病情的人会在接下来的一年中面临高出 90% 的死亡率；如果服用 B 则有很大的治愈可能——比方说 90%。B 很昂贵。每获得一个寿命年份的费用是 50000 英镑。肾透析就是其中一个例子。

干预措施 A 与干预措施 B 之间有三点可能相关的区别。第一点是 B 在下一年内就挽救了生命，然而 A 的好处在很多年后都无法体现。该不同点有一定的道德相关性。可能从干预措施 A 中受益的少数人会在受益前死于某个相对独立的原因。计算获得每一寿命年份的费用也存在问题，至少此干预措施的一部分费用在受益显现的前些年就已经存在了。这是由于通货膨胀。这两个结果在计算获得每一寿命年份的费用时都会被考虑到。考虑了这些情况后，似乎可以得出这一结论：在未来拯救生命与现在就拯救生命同样重要。

这两种干预措施间的第二点不同是，几乎可以肯定 B 能拯救相关患者的生命，而 A 只有一个低的概率。因此 B 与 A 相比似乎给个人带来了更大的收益。我不久就会证明这是错的。

第三点不同是，干预措施 B 使可以确认的人受益。干预措施 A 使一个群体的一部分患者受益（例如有高血压的人），但是我们无法获知这个群体中谁会受益(尽管我们可能知道受益的人所占的可能的比例)。

根据施救准则，一个卫生保健体系对干预措施 B 而非干预措施 A 投资可能是对的，即使就获得的寿命年份而言 B 更昂贵。例如，相对于他汀类药物的治疗，在换肾疗法上施救准则会成为为每一寿命年份花更多钱的合理理由。

在实践中，卫生保健体系正是这么做的。英国国家健康中心为获得每一寿命年份向肾透析提供 50000 英镑的费用，同时只为胆固醇水平非常高的人提供他汀类药物，尽管有事实表明用他汀类药物治疗中度胆固醇水平升高的人时，每获得一个寿命年份只需花费 10000 英镑。换句话说，如果花在做肾透析的人身上的钱换作花在某些中度胆固醇水平升高的人身上，会获得五倍的寿命年份。但我们没有这么做，因为我们会感觉到我们把需要透析的人判了死刑；而我们使用他汀类药物时所做的只是略微降低了本已很低的死亡率。

支持施救准则最有力的理由是，在特定情况下，一个特定的人(如托尼·布利摩尔)获得生存的概率极大地得到了提升，而在救助不知名的“统计学上的”生命的特定情况下，没有人期望获得至多是死亡率上的一个小小的降低。我会尽我所能使支持施救准则的论证有说服力。随后我会说说为何我不赞同它。

支持施救准则最有力的论证

过早死亡通常的确是一种非常严重的伤害。但是一个非常小的过早死亡的可能性决不能算作是一个严重的伤害——我们无法表明我们需要用什么来使得过早死亡的可能性略微降低一点。我们所有人在生活中都会用过早死亡概率的小小上升来换取实际上很小的利益。让我们来考虑一下星期天早上的骑车人。

星期天早上的骑车人

星期天早上我通常会沿着我家所在的城市牛津市车水马龙的班柏里路骑车去买报纸。我这么做的同时就是将我自己置于(我希望是)额外的一点点过早死亡的风险中。我用这点额外的风险换取阅读星期天早上的报纸所带来的乐趣和收益。在权

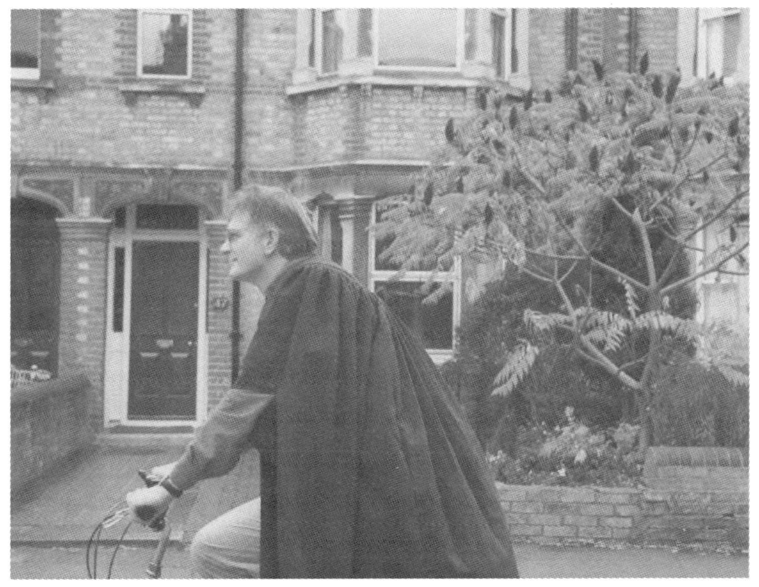

图 7　星期天早上的骑车人在买报纸的路上：额外的一点点死亡风险被阅读报纸的乐趣所抵消。

衡这两者时，我发现阅读报纸的乐趣——我生活中的一种确实非常小的乐趣——要比过早死亡的额外风险更重要。这看上去没有任何不合理的地方。一个概率非常小的可怕危害本身仅仅是一个可以因任何其他收益而轻易忽略的小小的负面影响。

我们大多数人会接受这个小小的风险，不仅仅是为了我们自己的利益也是为了别人的利益。让我们来考虑一下朋友的工作申请。

朋友的工作申请

设想一位朋友正在申请一个他渴望得到的工作。为了赶在最后期限之前，申请必须今天就寄出。由于得了一次严重流感，我的朋友不能自己去寄。为了帮他，我骑车去他家取了申请然后帮他寄了。同样，我的行动增加了非常小的一点过早死亡的概率。然而帮助朋友远远超过了这点风险。

在头脑中做了这些考虑之后，我会提出一个论证，支持卫生保健体系为“施救”干预措施 B 付钱（例如为获得一个寿命年份花 50000 英镑），而拒绝为不知名的“统计学上的”干预措施 A 付钱（例如为获得一个寿命年份仅花 20000 英镑）。我会以降胆固醇药物（他汀类）作为不知名的“统计学上的”干预措施的一个例子，以肾透析作为施救干预措施的一个例子，来进行论证。

可能会从他汀类药物治疗中受益的人得到的非常少——过早死亡风险的一个非常小的降低。“朋友的工作申请”表明，即便是为了别人的利益，我们也乐意冒过早死亡发生率有小改变的风险。如果我们自己正准备从他汀类药物治疗中获益（因为我们有中度胆固醇水平升高），但我们宁愿这些钱不是为我们提供他汀类药物，而是被用来支付非做肾透析不可的人的透析费用，那么这种想法是合理的，也不是特别无私的。需要决定如何分配有限卫生保健资源的人会认为,让少数几个人活下来(这些人如果不接受治疗肯定会死)当然比让许多人的死亡率只下降一点点要好,尤其是过早死亡的风险无论怎样都相当低的时候。

回到分配问题上来

施救准则似乎是分配问题的一个特例。许多人反对最大化寿命年份的获得(支持为他汀类药物付钱)。实际上,人们的直观诉求如下:为少数人提供大的收益(延续如果不接受治疗就将死去的人的生命)比为多数人提供微不足道的收益(过早死亡率的微小降低)要好。

我为何不赞同施救准则

尽管我已经概括了施救准则强烈的直观诉求及其支持论证,但我仍然坚持我对于收益最大化的偏爱。我会通过讨论一个反例来证明我的立场:被困矿工之例。

被困矿工之例

让我们来探讨一下被困矿工的例子(见下页方框)。设想一下情况是这样的(可能并不完全现实)。救援队伍有很小的死亡的风险,且这个风险随着救援队伍的大小而变化。如果有 100 名救援者则每个救援者会面临 1/1000 的死亡可能性。如果有 1000 名救援者则每人会面临 1/2000 的死亡可能性。如果有 10000 名救援者则每人会面临 1/5000 的死亡可能性。如果有 100000 名救援者 (一支特别大的救援队伍——但这是一个用来测试理论点的"思维实验")则每人会面临 1/10000 的死亡可能性。

因此,救援队伍规模越大,每个救援者所面临的死亡风险就越小。然而情况还可以被看作是救援队伍规模越大,越多的人就有可能在救援尝试中死去。在一个 100000 人的救援队伍中，每个成员面临着一个非常小的死亡风险——正好在我们通常认为相对于拯救生命来说不值一提的风险范围之内。然而，对于这样一支救援队伍来说，为了营救一名被困矿工的生命，可能有约十个人会死去。

被困矿工之例

一次事故后一名矿工被困井下。如未获救援他就会死去。如果有一支足够大的救援队伍，该矿工就能得救。

花一些时间考虑一下下列问题：

1. 如果你参加救援会面临一个 1/10000 的死亡风险，你认为你应当加入救援队伍吗？
2. 在你能回答第一个问题之前，你还需要知道什么更多的关键信息吗？

如果我们假设大多数人起码在较小的程度上都是利他的，且大多数人会接受为了营救另一人的生命而要面对一个非常低的死亡风险；如果我们进一步假设，如果有选择，大多数人愿意面对尽可能低的死亡风险，那么尊重每位可能加入救援队伍的人员的意愿会带来下述结果：尽可能尊重这些人员的意愿就是要组建一支庞大的救援队伍以营救一名被困矿工——这是以许多条生命为代价的。

因此，如果施救问题被简单看作是权衡每位救援者的个体风险和被救个体的利益，那么执行一个因付出生命而总体上代价高昂的政策似乎就是对的了。

设想一位高级军官主持这次救援。如果那位军官是协调救援的，并可以预见在营救过程中死的人比能救出的人更多，那么按理说该军官会遭受指责，即使救援队伍全部是由了解并接受风险的志愿者们所组成的。他会为这次救援所造成的且已经

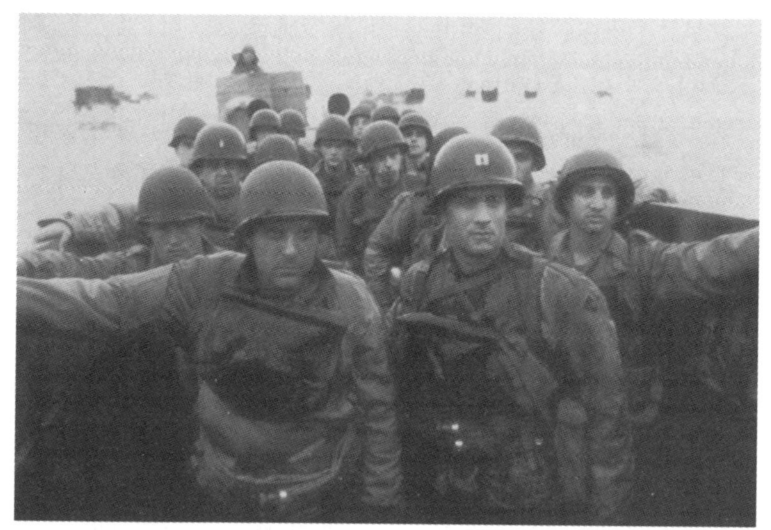

图 8 拯救大兵雷恩：应该用许多生命去冒险来换回一条生命吗？

预料到会造成的救援者比被救者死得更多的救援行动负责。即使志愿者全都知情，领导这样一次救援从道德上来看仍然是很成问题的。

更多的关键信息

让我回到就被困矿工之例提出的第二个问题上来：在你能回答第一个问题之前，你还需要知道什么更多的关键信息吗？我认为，你不仅必须了解加入救援队伍后自身面临的风险，还需要知道救援队伍的规模。因为如果救援队伍只需要 10 人且每名队员面临 1/10000 的死亡风险，那么（几乎可以肯定）就可以不牺牲生命而拯救这名矿工的生命。但是如果救援队伍需要足足 100000 人，那么几乎可以肯定，为了营救一名矿工会牺牲许多人。我更乐意（从道德上来看）自愿加入第一种救援队而不是第二种。

回到卫生保健上来

让我们考虑一下他汀类药物和肾透析。我们并不清楚那些可以从不知名的“统计学上的”干预措施(例如他汀类药物)中受益的人是为了可确认的患者接受昂贵的生命延长治疗而自愿放弃治疗。相比“统计学上的”治疗,为获得一个寿命年份,一个卫生保健体系在施救治疗(例如肾透析)上花费更多,这样的卫生保健体系正在有效地要求那些可能从预防性治疗中受益的人志愿加入一支进行施救治疗的“救援队伍”。鉴于有限的资源,任何一个卫生保健体系在对延长人的生命做决定的时候,都必须延长一些人的生命而以牺牲另一些人的生命为代价。在因为某个特定决定而一定会受损的这群人没有明确委托的情况下,我认为决策的核心原则必须是,我们所做的决定应当全面将所获得的寿命年份最大化。而且即使有一个明确的委托(实际上没有),正如军官领导完全知情的志愿者从事救援行动一样,一个卫生保健体系为救少数人而让更多的人死去是否正确,这依然是有疑问的。

一个与直觉相反的结论

但是我们可以接受这个结论吗?让我们回到托尼·布利摩尔以及澳大利亚国防军所实施的惊人且成功的救援。只有铁石心肠的理论家在阅读了托尼·布利摩尔的报道后才会断定发起这样一次救援是错误的。澳大利亚国防军花了纳税人数百万美元是对的。同样的道理,一个社会一年花 50000 英镑用肾透析维持一名患者的生命也是对的。我们怎么能袖手旁观并对患者说:我们可以让你活很多年但是我们不会为你提供必须的资金——有别人优先了。我们又怎么能把这些话说给他们悲痛的亲人们听呢?

相对于中度胆固醇水平升高患者而言,这种情况是很不一样的。不接受治疗,此人很可能并没有等到心脏病发作就死了。

同样是拒绝给予治疗，我们没有判他死刑，但我们却会判需要肾透析的人死刑。

但是被困矿工之例的逻辑反驳了这一点。如果我们不向胆固醇水平升高的人提供治疗，我们就不会知道哪个特定的人会因缺少治疗而死去，也不知道谁的亲人会为此悲痛。但是我们确信会有这样的人。

拓展我们的道德想象力

那么我们怎么能做办不到的事情呢？我们从对托尼·布利摩尔或者一个肾衰竭的人的同情中认识到了什么？我认为答案并不是我们要变成铁石心肠的逻辑学家并拒绝尝试营救布利摩尔或者提供肾透析。我们的道德想象力和人道同情心被唤醒了，这是对的。我们从被困矿工之例中应当认识到的逻辑是：因为我们没有为中度胆固醇水平升高的人提供治疗，所以我们的道德想象力同样必须清醒面对生命被缩减的悲哀以及悲痛的亲人们。死亡并不会因为我们不能将一张面孔或一个名字与一个本可以被挽救的人对上号而变得不那么重要。

卫生保健是值得为之投资的。我们从对需要救治的人的同情中应当得到的教训是，我们需要拓展我们的道德想象力。我们通过准备好花钱来救治生命而对危难中的人做出正确反应。我们应当以同样的方式为防止“统计学上的”死亡而做出反应，因为死亡的是真实的人，而且他们还活着的朋友和亲人也同样沉浸在悲痛中。

第四章

至少目前为止还不存在的人

> 那些最为仔细、具有最广泛理解力的哲学家们(他们的灵魂正反过来成了他们的疑问)不容置疑地向我们展示了侏儒……也许会受益,也许会受伤,也许会获得矫正。一句话,他拥有人类所有的要求和权利。包括西塞罗和普芬多夫在内的最优秀的伦理作家们认为可以从那种状况和关系中产生这些要求和权利。

医学伦理学的故事在其概念产生前就已经有了。崔斯特瑞姆·项迪认为,一个人的性格和他将来所享受的生活由他父母交媾时的想法所决定。崔斯特瑞姆抱怨道:

> 我希望我父亲或者我母亲,或者实际上是他们俩(因为他们对此有同等的义务),在孕育我时,已经意识到他们将要做的事情。他们已经适时地考虑过了当时正要做的事情的重要程度——该过程中不仅涉及一个理性生命的诞生,而且可能影响他的健全和气质,也许还涉及新生命的天资和心智——可他们根本就不知道,甚至全家的命运也许从此以后就会因我的气质和脾气而发生转折。"亲爱

的，”我母亲说道，“你没有忘了给钟上好发条吧？”“好，好——”我父亲叫道，惊呼一声但同时尽量调整他的声音，“从世界被创造以来，有没有女人曾用如此愚蠢的问题去打断一个男人？”

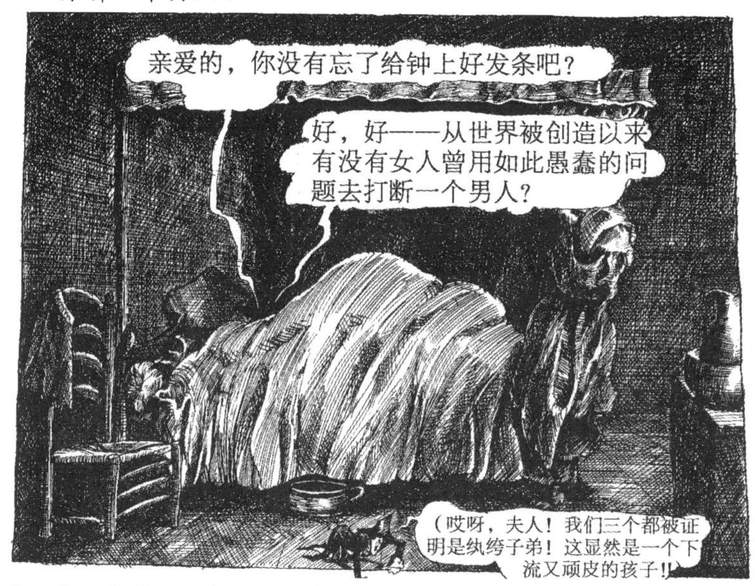

图 9 当医生帮助一个女人怀孕时，他们必须留意他们将要做的事情。

1990 年《人工授精和胚胎学法》(HFEA)——英国的一部管理辅助性生殖服务的法律——要求医生在帮助一个女人怀孕时必须留意他们将要做的事情。法案声明：“一个女人只有在充分考虑通过人工授精出生的小孩的福利（包括小孩需要一个父亲的要求）之后，才会被给予人工授精方面的服务……”

当一个 59 岁的绝经后妇女将要在意大利接受一个私密的受精手术以便怀上一个小孩时（事实上她后来通过这个办法生下了一对双胞胎），英国媒体一片哗然。“考虑一下那个将要出生的可怜的孩子吧”是对于“当他们和朋友在校门口相遇时，由于他们的母亲如此年老，他们将会成为朋友的笑柄”的一个反应。监督受精手术全过程的人工授精和胚胎管理局的一个成员称,如果老龄妇女无法保证可能出生的小孩的福利,她将没有资格接受人工授精。

在我们的道德考虑内,小孩的福利是一个非常重要的因素,《人工授精和胚胎学法》的措辞也许看起来毫无争议,但其实并不是这样。在实施人工受精时,考虑的并非是一个实际存在的小孩的福利,而是将来也许会存在的小孩的福利(如果将来确实会有这么个孩子的话)。很显然,对那个将来也许会存在的小孩的福利作出考虑实际上是非常棘手的。

与收养的类比

在体外受精(IVF,一项导致试管婴儿观念产生的技术)时代的早期,一个曼彻斯特女人被发现有一个涉及卖淫罪的犯罪记录。当时她正在等候接受体外受精,并因此被从名单里除去了。相关的医院有一项政策,该政策在人工授精和胚胎管理局建立之前多年就已经制定。该政策声明,需要人工授精的夫妇"必须符合正常的程序,满足收养协会为了评估收养资格而确立的一般性标准"。

实际上,这项政策意味着,如果一个寻求人工授精的人被认为是不合适的收养者,她(将)不会被给予人工生殖方面的协助。这个政策似乎考虑到了将来可能存在的小孩的福利。但是收养和辅助性生殖之间有这样的类比性吗?

在收养的情况下,我们有一个小孩(如小孩 X)和许多可能的收养父母:如 A、B、C 等等。假设我们有充分的理由相信父母 A 将会比父母 B、C 等等都要好,那么如果我们选择父母 A,小孩 X 就有可能有一个更美好的生活(相比我们选择其他父母而言)。假如能够判断出适宜做父母的品质(收养机构不得不做这些判断),那么我们就会尽我们所能去判断和行动,从小孩 X 的最大利益出发,将小孩 X 判给父母 A。

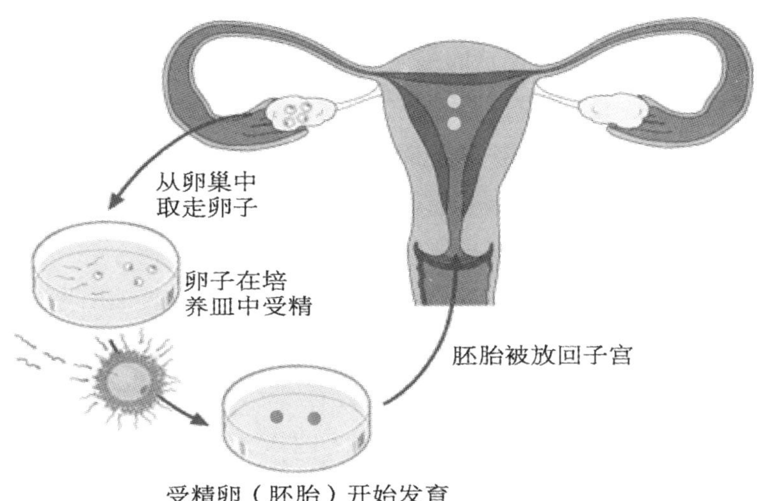

图 10 体外受精。

现在比较收养和辅助性生殖的情况。假设夫妇 A、B、C 等等来寻求人工授精的帮助。所有这些夫妇都可能完全适合做父母,但是我们有充足的理由相信,夫妇 A 将有可能是比其他夫妇更好的父母。我们将帮助谁呢? 我们可以不从可能出生的小孩(假设我们帮助夫妇 A,因为至少根据我们的判断,出生的小孩和夫妇 A 在一起将会比和其他夫妇在一起要幸福得多)的最大利益出发去行动吗?

然而,事实并非如此简单。据我所知,没有那么多潜在的小孩等着被分配给特定的父母。假如我们帮助夫妇 A 怀孕,然后一个小孩(小孩 a)将会出生;假如我们帮助夫妇 B 怀孕,然后另一个不同的小孩(小孩 b)将会出生。我们为什么要对将要出生的小孩的利益做出评估呢？假如我们帮助夫妇 B 怀孕,然后小孩 b 将会出生并开始他美好的人生,但是小孩 a 的人生更加美好。假如我们只有帮助一对夫妇的资源,并且我们的唯一标准是从将要出生的小孩的最大利益出发，我们将选择哪一对呢？我们忍不住要说夫妇 A 能帮助小孩实现最大利益。但这是错的,因为出生的是哪个小孩取决于我们所服务的将是哪对夫妇。从小孩 a 的最大利益出发,我们选择夫妇 A;从小孩 b 的最大利益出发,我们选择夫妇 B。假如我们着眼于将要出生的小孩的最大利益,我们不禁要问一个问题:假如她或者他出生,又假如她或者他根本就不会被生出来,这些利益是否得到了更好的保障?从这个角度来看,这个问题当然是非常奇怪的,因为它要求我们比较存在与非存在。也许一个更好的问题是:假如后来这对夫妇有了一个小孩，这个小孩是否会有值得去过的一生？在下一部分我将会回到这个问题。当前讨论的关键是“这个”潜在的小孩被其他任何一对父母(可能会更好)生出来的可能性不存在。这是体外受精与收养的类比性从根本上站不住脚的地方。

假如我们只有可以帮助一对夫妇的资源,那么选择帮助夫妇 A 将会引发争论。争论如下:假如我们帮助夫妇 A,那么将会存在的小孩 a 会比帮助夫妇 B 所生出的小孩 b 更加幸福(在最佳预测的基础上)。假如没有在不同夫妇之间进行选择的其他相关理由,那么我们所能做到的最好的事情就是使一个最幸福的小孩得以存在。在这种情况下,我们最有可能通过帮助夫妇 A 而不是其他夫妇将最幸福的小孩带到这个世界上。因此我们应该帮助夫妇 A。我们选择帮助夫妇 A,就在行动上**损害**了帮助夫妇 B 所生出的小孩的最大利益。我们帮助夫妇 A 不是为了保障任何一个个人的最大利益，而是为了要使世界成为一个更加美好的地方。在那个“更加美好的世界”里，实际上将会存在的小孩(如小孩 a)将会有一个比夫妇 B 所生出的小孩(如小孩 b)更加美好的生活。

通过考虑下面这个类比，这一结论就会更有说服力。假设一家医院为了接受一个需要紧急手术的病人而延迟了一个需要非紧急手术的病人入院，没有人会坚持认为这对手术被延期的第二个病人来说是最有利的；恰恰相反，这一做法是违背她的最大利益的。之所以在行动上违背她的最大利益，是为了使需要紧急手术的病人受益。由于在此时必须要做出选择，所以给予更加紧急的病人以优先权看起来是正确的选择。

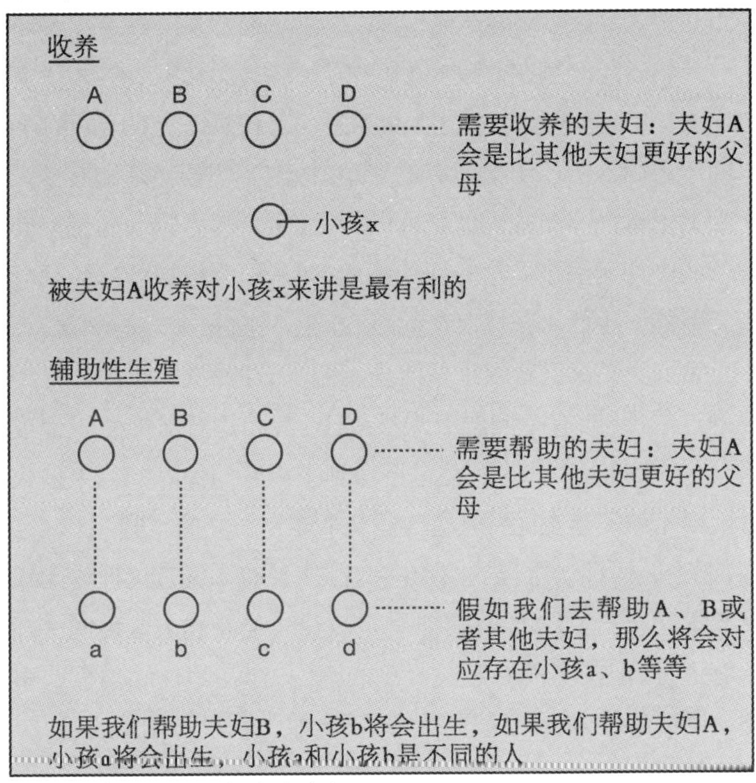

图 11 收养与辅助性生殖的对比

在辅助性生殖的情况中，我们好像已经发现了一个能证明最初直觉是否正确的论证，我们必须帮助夫妇 A 而不是夫妇 B 或者夫妇 C 等等（假设我们只有帮助一对夫妇的资源）。这个论证并不是以可能出生的小孩的最大利益为行动基础的。它不是以遵循《人工授精和胚胎学法》或者曼彻斯特圣玛丽医院的规范为基础的。相反，这个论证恰恰是以福利最大化的理念为基础的：我们必须尽可能地以出生的小孩的最大幸福为我们行动的标准。假如结论是一样的，理由的不同是否会有影响呢？答案是无论在理论还是在实践当中，理由的不同都会有影响。

对比存在和非存在

我们已经一直在假设我们只能帮助夫妇 A、B、C 等中仅有的一对。但是事实并不一定如此。去意大利并怀上双胞胎的 59 岁的年老妇女自己承担所有的费用。医院不需要在她和其他人之间做出选择。英国媒体之所以大声疾呼，不是因为她使得其他一些夫妇无法接受这方面的帮助，而是因为她被帮助怀孕会违背可能出生的小孩（任何一个可能生下来的小孩）的利益。

如果我们仅仅着眼于可能出生的小孩的利益，正如我已经提到过的那样，有个问题必须被提出：假如这对父母生了他或者她，这个潜在小孩的利益是否得到了更好的保障？如果他或者她根本就不存在呢？但是这是一个非常奇怪的问题。比较存在（无论以何种状态）与非存在有意义吗？有人说过这样的比较就像拿任意一个数用零去除那样没意义，乍看起来这种说法好像有道理，但其实没有意义。总的来说，存在是一件积极的事情，所以其他人会认为只要小孩不会过上一种可怕的生活，存在就是符合小孩最大利益的。也许有些人（比如说孟德斯鸠）有一种更加悲观的倾向，他们会持反面的观点，并且会在总体上把存在看作一种负面的经历。

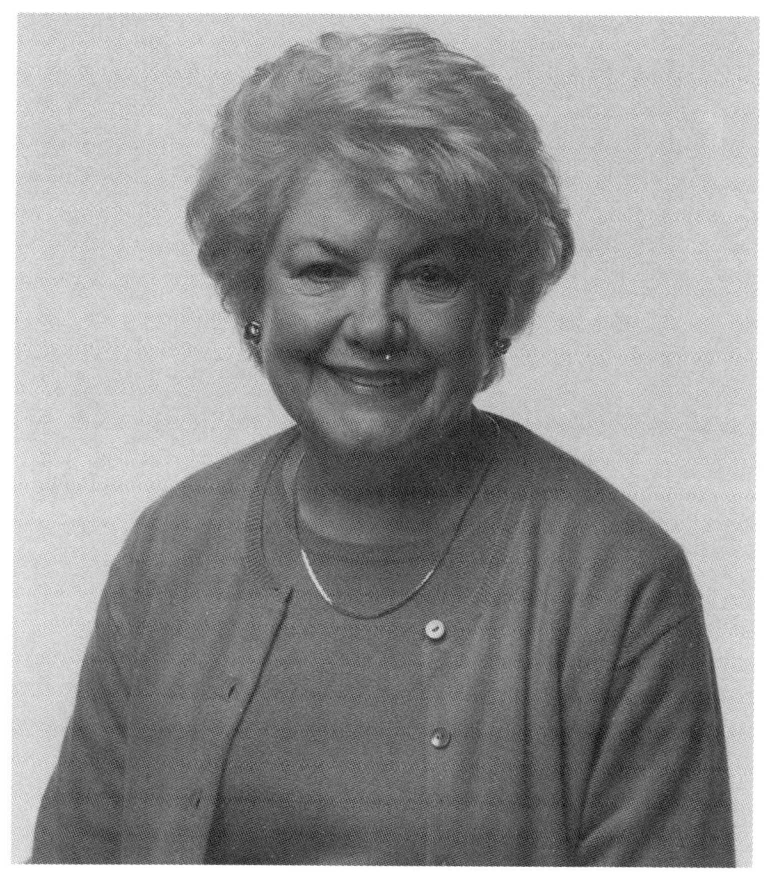

图12 一个59岁的绝经后妇女应该被帮助通过辅助性生殖的办法拥有一个孩子吗？

假如那些说不能比较存在和非存在的人是正确的，那么评判潜在小孩最大利益的标准就是毫无意义的。但是这种观点遇到了难题。为了便于讨论，让我们假设夫妇J将有个小孩并且该小孩将会遭受巨大的痛苦（也许是可怕的基因所带来的痛苦)。小孩将会生活在持续的痛苦当中并且最终会在1岁时死去(对所有人都是解脱)。因此这个小孩的生命将在一年的持续痛苦当中度过。在这种情况下,好像确实可以说帮助夫妇J怀上这个孩子是一个错误,因为这样做将会违背将要存在的小孩的利益。

人们极有可能做出这样的判断,而不必非得“用零去除”。生命中的任何一段时间从整体上说不是正面的就是负面的。零以上的生活总体上对人来说是值得过的,零以下的生活总体上对人来说是不值得过的。就夫妇J将要生出来的这个小孩而言,他的生活总体上可以被评为低于零。正是由于这个原因,我们会说这个小孩最好是不要出生。说这句话时,我们没有依赖于有疑问的存在和非存在的比较,而是依赖于一个判断:他将要过的生活在总体上是高于零还是低于零(如上所述)。

无论你是否赞同,这一因果关系都站不住脚:59岁的绝经后老年妇女不应当被帮助怀孕,因为这样做将会违背潜在小孩的最大利益。

1.假如比较存在和非存在毫无意义的话,那么帮助女人怀孕是违背潜在小孩最大利益的争论也是毫无意义的。由此,我们无法讨论任何基于最大利益的事情,因为比较一个并不存在的利益与一个存在的利益是毫无意义的。

2.另一方面,假如判断是否有利于一个将要存在的小孩的利益确实是有意义的,并且该判断说到底是在预言这个小孩的生活是否将总体上是正面的,那么将要被问的问题是:这个59岁的妇女将要生的小孩总体上的生活可能是正面的吗?

就像我在一个坏天气里一样,假如你对存在持有一种悲观的看法,那么也许你会认为帮助这个妇女怀孕将没有从这个可能将要存在的小孩的利益出发。但这一观点却不是反对帮助绝经后妇女怀孕的英国媒体的观点。英国媒体的观点终将证明拒绝寻求生殖帮助的几乎所有夫妇都是正确的。一种更为公允的观念是,在学校里被戏弄也许会使小孩不高兴,但是很难说明他的一生因此就是没有意义的。法庭不得不决定从小孩的最大利益出发,在某些情况下很小的孩子更应该被允许死去而不是接受生命延长治疗,但为此制定了严格的标准:生活境况非常差,法庭判断小孩被允许死去是从小孩的最大利益出发的。媒体之所以反对帮助绝经后妇女怀孕,是因为由人工受精而出生的小孩会过得不如年轻一些的母亲所生的小孩好。但是正如我已经说明的,那与将要存在的小孩的最大利益不相关。那个小孩的生存状态与一个年轻女人所生的小孩的生存状态不一样。

维持和影响同一性的行为

本讨论造成了一个基本的差别:这个差别是在维持和影响同一性的行为或决定之间产生的。

维持同一性行为的一个例子就是一个怀了孕的女人大量饮酒。在这个例子中,喝酒并不会影响胎儿的同一性。假如小孩由于他母亲饮酒,以后出生时伴有脑部损伤,那么孩子受到的损害是由饮酒造成的。

影响同一性行为的一个例子就是一个女人延期生育,比如说从30岁延期到40岁。由于延期,一个不同的小孩将会出生。当医生选择帮助夫妇A而不是夫妇B怀孕时,她所做的就是影响同一性的决定。

一个影响同一性的行为会对这个行为的道德性产生影响吗?在分析基本道德理论时,这是一个首先被问到的问题。这是一个对于医生来说越来越重要的问题。

非同一性问题和影响同一性的干预措施

德里克·帕菲特称这个问题为非同一性问题，他用“14 岁的女孩”这个例子来解释这个问题：

> 这个女孩选择要了一个小孩。由于她太小，她给她的小孩一个糟糕的生活开端。尽管这会对小孩的一生造成坏的影响，但可以预料小孩的生活仍然有价值。如果这个女孩再等上几年，她将会有另外一个小孩，那样她会给她的小孩一个较好的生活开端。
>
> （第 358 页）
>
> 假如我们试着去劝说那个女孩等一等……“你不应该只考虑你自己，还要考虑你的小孩。你现在怀他，对他来说是不好的；如果你晚些怀他，你将会给他一个更好的生活开端。”……
>
> 我们没能说服这个女孩……我们认为她的决定对她的小孩是不利的，这样的观点对吗？假如她等了，这个特定的小孩就不会存在。并且，尽管生活的开端不好，小孩的生活总是有价值的……“假如一个人的生活是有意义的，对这个人来说，这比他从来没有存在还糟糕吗？”我们的答案必定是否定的……当我们明白这一点时，我们还会改变对于这个决定的看法吗？我们会不再相信假如这个女孩等一等的话情况将会更好，她会给她的第一个小孩一个好的生活开端吗？……我们不能断言这个女孩的决定对她的小孩是不好的。为什么我们会反对她的决定呢？这个问题之所以会产

生是由于在不同的结果里不同的小孩将会出生。因此，我应该将这个问题称为**非同一性问题**。

（第 359 页）

帕菲特的例子引发了除了非同一性问题之外的其他许多问题，其中尤其重要的问题是女孩自己的利益是什么。我想把其他问题先放到一边。在下面的方框里，我给出了一些进一步的医学背景，在这个背景下非同一性问题产生了。在所有这些情形下，假如决定被做出并且无论出生的是哪个小孩，这个小孩都可能有一个好的生活，这样当然更好。这样一个论点是基于福利最大化的观念而产生的。然而，在这些情形中，没有一种论证能够建立在潜在小孩利益的基础之上。我们也不能断言在三种情形下，无论做出哪个决定，出生的小孩会被这个决定所伤害。

非同一性问题对医生应该做什么有很重要的影响。在医生协助一个行为时，比如在怀孕期间开一个也许对胎儿有害的处方，那么这种伤害就为医生拒绝开处方提供了一个好理由，即使这个女人需要这种药物并且开这种药物能够有效控制病情。开这种处方是一种维持同一性的行为。但是当医生的行动是一个影响同一性的行动，也许会导致一个出生的小孩有缺陷时，其他情况也会比这样的情况更糟。在患者享有足够的自主权和足够的生殖选择的社会当中，医生通常不应当无视一个女人的选择（在没有人会被伤害的情况下）；在影响同一性的决定或者行动中，没有人会被伤害（除非缺陷是如此严重以至于小孩的生活总体上没有价值）。这样的一个结论违背了正常的直觉。在这种情况下，我认为正常的直觉是错误的：它是建立在一个错误的形而上学的基础之上的。

三个涉及非同一性问题的临床病例

1.胚胎植入前的基因测试

假定例1：使得一个胚胎“变聋”。一对有导致耳聋基因的夫妇希望有一个也患有耳聋的小孩。这样小孩就是“耳聋社团”的一员了。这个女人怀孕了，基因测试显示胎儿没有导致耳聋的基因，将要出生的小孩极有可能是一个正常的小孩。假设有一种可以得到的药物，这种药物如被怀孕的妇女吃了会导致一个正常的胎儿患有耳聋。这种药物没有其他作用，并且在其他方面对胎儿和母亲是完全安全的。为了确保他们的小孩生下来就是聋的，这对夫妇决定这个女人应该服用这种药物。

(a)这对夫妇选择服药在道德上是错误的吗？

(b)医生应夫妇的要求而开出这种药物是错误的吗？

(c)假如父母确实服药并且他们的小孩生下来就是聋的，小孩对父母和/或医生不满，这在道德上是正当的吗？

我想象大多数人将会对这三个问题回答“是”。现在考虑以下假设的病例。

假定例2：选择一个“耳聋的胚胎”。一对有导致耳聋基因的夫妇希望被帮助怀孕。通过IVF（在妇女体外的实验室里使卵子受精，然后把受精卵植入到妇女的子宫内）有许多胚胎被创造了出来。这些胚胎会通过基因测试以便知道哪个有“耳聋基因”。胚胎A是一个基因正常的胚胎，胚胎

B 有耳聋基因，但是其他方面是正常的。该夫妇选择胚胎 B 植入体内，然后一个耳聋的小孩 B 出生了。（假如你认为那个胚胎拥有一个人完整的精神状态，将例子稍作改动，让它只涉及卵子的选择，而不是胚胎的选择。）

(a)该夫妇选择植入胚胎 B 而不是胚胎 A，这在道德上是错误的吗？

(b)医生同意他们的要求而采取行动是错误的吗？

(c)小孩 B 对父母或 / 和医生不满，这在道德上是正当的吗？

第一眼看来，这对夫妇有机会生一个听力正常的小孩却选择生一个耳聋的小孩，这好像是错的；医生允许这样一个选择发生也是错的。这些之所以看起来是错误的，最主要是因为这样一个选择将会对小孩有害。但是这个因果关系是错的：由于选择哪个胚胎用来植入体内是一个影响同一性的选择（见正文），所以这对于小孩来说是没有伤害的。

2.推迟怀孕

一个还不是母亲的 35 岁女人期望多年以后成为一个母亲。她想推迟怀孕至四年以后，直至她完成了学位课程。她知道如果她推迟怀孕的话，她更加有可能怀上有唐氏综合征（唐氏综合征是由比正常数目多的多余染色体引起的，比如说47 条而不是 46 条。大多数有唐氏综合征的人会有一定程度上的学习困难）的小孩。她请求她的医生给她开避孕药，医生为她开了三年半的避孕药，在这之后，这个女人怀孕了并且生了一个有唐氏综合征的小孩。医生给这个女人开避孕药的行为伤害了这个小孩吗?

3.痤疮治疗

痤疮是一种典型的影响青少年的皮肤情况。它的特点是全脸布满斑点和小脓包。大多数青少年生有轻度的痤疮,但是一些人的情况会比较严重。严重的痤疮假如不加以治疗任其发展会导致心理上的问题和永久的面部疤痕。有时对付严重痤疮的唯一有效的治疗办法是一种叫异维甲酸的药物。但是异维甲酸却有一个重要的副作用:怀孕期间服用的话,它可能引起胎儿损伤。出生的小孩可能会患有先天性的面部畸形。

由于该药物对胎儿的这种副作用的严重性,由于其对胎儿或者这个胎儿将要长成的小孩的伤害,医生给一个有严重痤疮但已经知道怀孕了的妇女开这种药物通常会被认为是错误的(即使这个妇女要求服用这种药物)。

一个病人没有怀孕,但是也许会在服药过程中怀孕,这种情况下一个医生应该怎么做?给医生的建议是,他们只能在该妇女过了服药期才怀孕的情况下给她开异维甲酸。在某些情况下,这将要求医生同时开异维甲酸和避孕药给这个妇女服用。

这样看来,医生给一个没怀孕并且将会推迟怀孕直到超过异维甲酸药程(一般为六个月到一年)的妇女开异维甲酸是对的;但是在不能确定推迟怀孕的情况下,医生这么做就是错的。直觉是假如她没有推迟怀孕,那么她会伤害小孩;但是假如她确实推迟了怀孕,那么她将不会伤害她的小孩。然而相似的情形再一次发生了,那将会是一个不同的小孩。假如她怀孕了，小孩天生有缺陷，就不能断言小孩因为妇女没有推迟怀孕而被伤害了。因为假如妇女推迟了怀孕，那么这个小孩将根本就不存在。

第五章
推理工具箱

让我加上一个德昆西所记录的有男子气概的答复(《德昆西文集》第 11 卷, 第 226 页)。某个人在神学或者文学辩论中把一杯葡萄酒泼到一位绅士的脸上。受害者没有表现出一点情绪并且对冒犯者说:"先生, 这离题了:现在假如你高兴,继续辩论吧! "(回答者亨德森博士于 1787 年左右死于牛津,只给我们留下了这么一些公道话,就凭这些话他就足以获得美好而不朽的名声。)

(J. L.博尔赫斯,《污言秽语的艺术》,1933)

在我看来,医学伦理学是一门进行探究和批判性反思的学科。医生、护士和其他健康专职人员通常有一个好理由去做他们所做的事情。不经仔细推敲就认为富有经验的从业者所做和所想的是正确的,这是非常愚蠢的。但是哲学所扮演的角色就是要求理由并且置这些理由于仔细的批评分析之中。 苏格拉底把他自己看作一个用笨拙的问题去激怒现状的高智商且讨厌的人。医学实践必须把自身置于两个相关学科——科学和哲学中才能不断得以改进。科学会问:证明某种治疗是最好的治疗的证据是什么?那个证据好到什么程度?有关其他治疗还有什么证据？哲学要求的是做出道德选择的理由：帮助这个单身妇女通过辅助性生殖的办法怀上一个孩子是对的吗？是应该尽全力通过重症监护设备延长这个病人的生命，还是应该允许她在最小的痛苦中死去？

每个人都期望哲学推理是严格的，在逻辑上是正确的。但是总的来说，哲学，尤其是伦理学之所以如此令人激动，是因为它能提供证据和论证，不仅要求理性的严格，而且需要想象力。伦理学使用许多推理工具，但它不仅仅是一个学习如何使用这些工具的问题：想象总是存在跳跃的可能性——不同的视角，或者把整个问题置于新的背景下和把思维向前推进之间的有趣比较。

我已经使用了许多种不同的工具：第二章中的逻辑论证、错误论证、定义和滑坡论证；第二章和第三章中包括思维实验在内的案例比较；第四章中的概念分析和概念差别的辨认。让我们来更加详细地考察一下伦理学推理的部分工具。

第一个工具：逻辑

一个有效的论证必须是逻辑上合理的。一个论证是用一套理由来支撑一个结论。一个演绎或者逻辑论证包含一系列被称为前提的陈述，这些陈述逻辑上导出一个结论。一个有效的论证是这样的：结论是应前提的逻辑需要出现的。从一个有效论证中产生的结论可能是也可能不是正确的。在第二章靠近开头的地方，我以三段论的形式引出了一个逻辑上有效的论证，但是我声明由于有一个前提是错的，所以结论也是错的。

三段论是一种可以用两个命题的形式表达的论证，我们称之为前提和由前提从逻辑上导出的结论。有效的三段论有两种

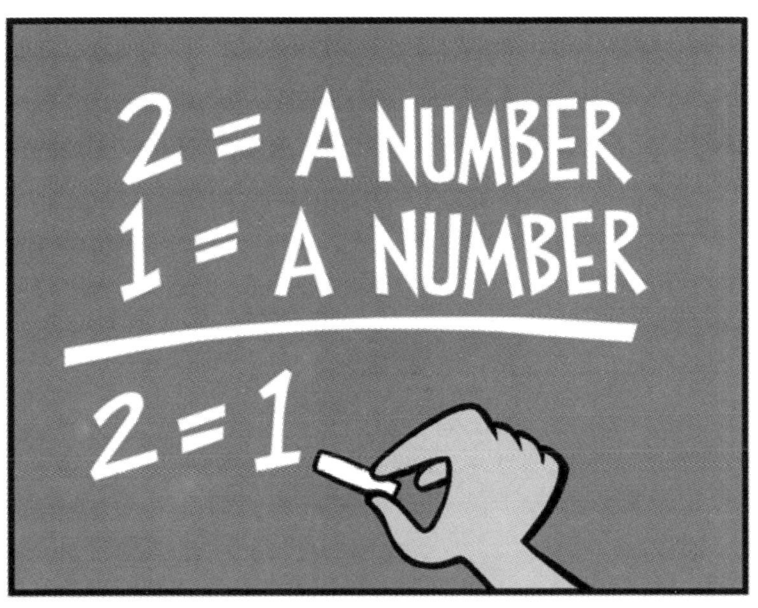

图 13 逻辑是论证的第一个工具，但是要小心错误的逻辑。

主要形式。

有效的三段论——第一种形式

前提 1(P1)　假如 p 成立，那么 q 成立（假如陈述 p 是正确的，那么陈述 q 也是正确的）

前提 2(P2)　p 成立（即陈述 p 是正确的）

结论(C)　q 成立（因此陈述 q 是正确的）

这种形式的三段论的技术名称为假言推理。一个例子如下：

P1　如果一个胎儿是一个人，那么杀他就是错误的

P2　一个胎儿是一个人

C　杀一个胎儿是错误的

有效的三段论——第二种形式

前提 1(P1)　假如 p 成立，那么 q 成立（假如陈述 p 是正

确的，那么陈述 q 也是正确的）

前提 2(P2)　q 不成立（q 不正确）

结论(C)　p 不成立（因此陈述 p 是不正确的）

这种形式的三段论的技术名称为否定后件推理。一个例子如下：

P1　如果一个胎儿是一个人，那么杀他就是错误的

P2　杀一个胎儿不是错误的

C　一个胎儿不是一个人

有一种人们经常采用的无效的或者逻辑上错误的论证形式，它值得我们小心注意。

三段论形式中的一个无效论证

前提 1　假如 p 成立，那么 q 成立（假如陈述 p 是正确的，那么陈述 q 就是正确的）

前提 2　p 不成立（即陈述 p 是错误的）

错误的结论　q 不成立（因此陈述 q 是错误的）

一个例子如下：

P1　如果一个胎儿是一个人，那么杀他就是错误的

P2　一个胎儿不是一个人

C　杀一个胎儿不是错误的

除了胎儿是一个人外，杀一个胎儿是错误的也许还会有其他原因。

当你正在检查医学伦理学中的一个论证时，正如我在第二章中讨论我所谓的“打纳粹牌”时所做的那样，尝试把论证简化到基本的形式是很有用的。这使得前提可以被清楚地确认和检查，并且有助于在论证中暴露谬误。医学伦理学和广义上的应用哲学是建立在我们都应该接受的前提基础上的，是与构建我

们该做什么这样的论证相关的。

第二个工具:概念分析

有效推理的一个重要成分是概念分析。概念分析主要有四种形式:提供一个定义,阐明一个概念,区分(分开)和鉴别两个不同概念间的相似性(整体化)。这些形式并不总是割裂开的。例如,在第二章中,我为不同类型的安乐死提供了一些定义,这样一个定义的过程就是进行区分的一部分,二者并不总是独立的活动。概念的澄清在医学伦理学上是一个至关重要和苛刻的任务。在大多数情况下,我们经常使用那些毫无疑问的概念,但是这些概念在新的背景下就变得很不清楚。医学上的一个重要概念就是患者的最大利益。根据英国和美国的法律,医生通常必须从患者的最大利益出发去治疗患者。假如患者是一个患阑尾炎的年轻男人,很显然他的最大利益就是要求割除阑尾。从一个同时患有严重老年痴呆和肠癌的男人的最大利益出发,该怎样制定治疗计划是非常不清楚的。这个问题包含了在这种情形下哪些因素构成了"最大利益",以及谁又将做出判断。我们将在最后一章中看到,这个问题甚至比我们讨论一个可能在将来存在的孩子的最大利益或者说福利还要困难。

第三个工具:一致性和案例比较

一致性的根本原则是,假如你推断你在两种相似的情形下必须做出不同的决定或者做不同的事情,那么你必须能够指出导致了不同决定的这两种情形道义上的相关差异,否则你将是前后矛盾的。

在第二章当中,我在考克斯医生的行为(注射氯化钾)和许多医生在相似的情况下非常合法的行为(注射吗啡)之间做了一个比较。我提出了,为什么考克斯医生,而不是那些注射吗啡的医生面临着严重的犯罪谋杀(未遂)指控?这是不一致的实践,还是有道义上相关的差异?明显的差异是考克斯医生打算

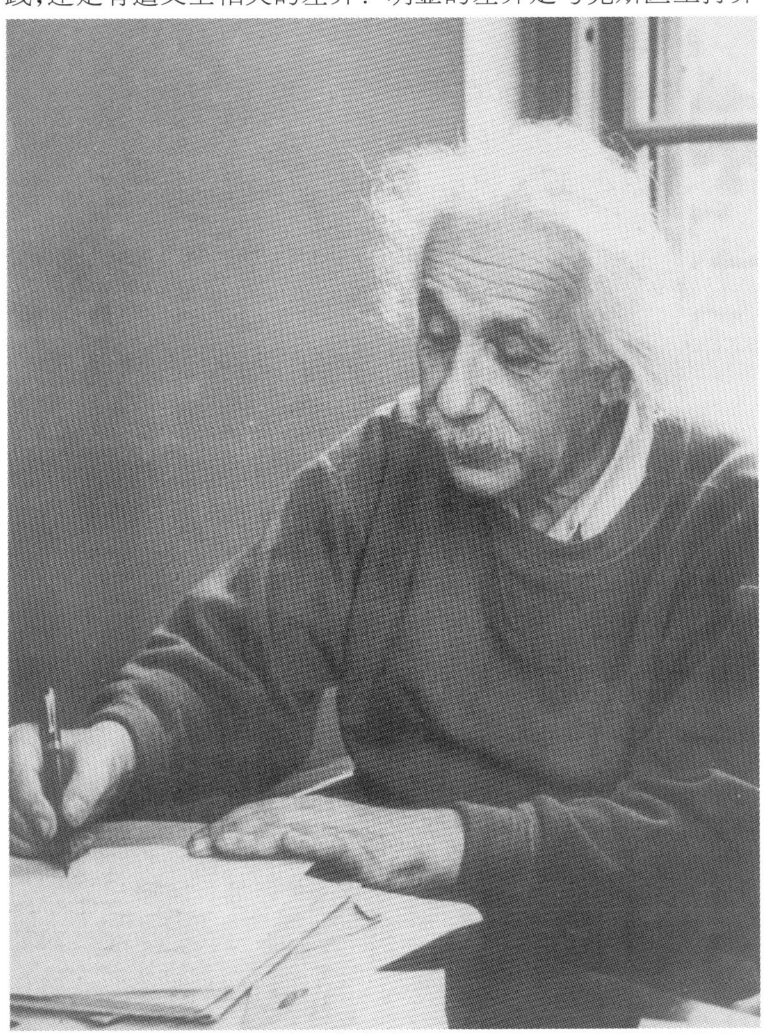

图 14 爱因斯坦使用思维实验来科学地理解宇宙。思维实验也是伦理学中一个至关重要的工具。

让他的患者死去，而那些注射吗啡的医生尽管预见到患者会死去但不打算让患者死去。**企图**和**预见**之间的差异是否在道义上相关是需要进一步分析的。

思维实验

用于案例比较或者一致性检查的案例可以是真实的，也可以是假想的，或者甚至是不切实际的。哲学家经常使用想象的案例来测试论证和检测概念，这些案例被称为“思维实验”。和许多科学实验一样，思维实验被设计出来以便检测一个理论。我在这本书中已经几次用到了思维实验。在考虑思维实验的过程中，使用想象可以使论证向前推进或者挑战我们常规的思维方式。

第四个工具：基于原则的推理

好几本书和许多论文围绕四个原则和它们的应用范围展开了医学伦理学的分析（见下页方框）。这些原则最好被看作是观点而不是逻辑论证的前提。它们可以作为一个有效的检查手段，因为全部的观点都被考虑到了。比如当考虑医生是否应该不顾患者的隐私时，通过检查源于每个原则的观点来鉴别关键问题也许是有帮助的。然而这仅仅是开始。接着还需要进行概念分析（如在这种情况下最大利益指的是什么）和判断。

另一个“自上而下的”推理形式是论证，不是基于四个原则中的一个，而是基于一个普遍的道德理论，比如说功利主义。笼统的关于道德理论的讨论超越了本书的范畴。实际上这种“自上而下的”推理包含了找出一个你认为在一般情况下是正确的道德理论，然后在你正在考虑的某种特殊情况下拓宽该道德理论的含义。

在我看来，关于道德的推理包含了我们对特定环境或案例的道德反应和我们的道德理论之间连续的动态变化。罗尔斯称此过程为**反思平衡**。

在这个过程中，关于个人情况的理论和信念都能够被修订。当关于个别案例的理论和我们对其的直觉之间缺乏一致性时，没有运算法则或者计算机程序能够告诉我们哪个或者有什么是我们必须改变的。那样就是判断了。

医学伦理学中的四大原则

1. 尊重患者的自主权

自主权(字面意思是自治)是建立在思想和决定基础之上的自由和独立思考、决定和行动的能力(吉伦,1986)。尊重患者的自主权要求健康方面的专职人员(以及包括患者家属在内的其他人员)来帮助患者做出自己的决定(比如通过提供重要的信息)并尊重和遵从那些决定(即使健康方面的专职人员认为患者的决定是错的)。

2. 有利:促进对患者最有利的方面

这个原则强调为别人做好事在道德方面的重要性,尤其是在医学背景下为患者做好事。遵循这个原则就是要做到做对患者最有利的事情。这就产生了一个问题:谁来判断什么是对患者最有利的？ 根据通常的解释，这个原则着眼于一个相关的健康专职人员从病人的最大利益出发将会做出什么样的客观评估。从尊重患者自主权的原则来看,患者自己的观点被剥夺了。

当一个有能力的患者选择一个并非对他或她最有利的行为时,上述两个原则就会发生冲突。

3. 不伤害:避免伤害

这个原则从反面重申了有利原则的相反方面。该原则强调我们不得伤害患者。在大多数情况下，这个原则没有给有利原则增加任何有用的内容。保留不伤害原则的主要原因是，一般认为我们显然有责任不去伤害任何人，然而我们仅仅对有限数量的人有助益的责任。

4. 公正

这个原则有四个要素：分配公正、尊重法律、权利和惩罚性公正。

考虑一下分配公正原则：首先，在相似的环境下，患者通常应当获得相同的卫生保健；其次，在决定应该给某一类患者哪个等级的卫生保健的时候，我们必须考虑使用这样一种资源对其他患者的影响，也就是说，我们必须尽可能公平地分配我们有限的资源(时间、金钱、重症监护床位)。

公正的第二个要素是，是否存在某一行为，该行为虽然违反(或不违反)法律但与道德相关。许多人持有这样的观点：在某些情况下违法也许在道德上是对的。然而既然法律是通过合理的民主程序制定出来的，那么法律就应当具有道德约束力。

权利的类型和状态是非常有争议的。最基本的观念是，假如一个人有权利，那么权利将会带给他特殊的利益——一种保护，因此即使整个社会的利益因此而减少，他的权利也会被尊重。

“惩罚性”公正与合理地惩罚犯罪相关。在医学背景下，当一个人因为精神紊乱而犯罪时，这个问题时常会被提起。

找出推理当中的谬误

正如鸟类学家认出鸟儿一样，逻辑学家喜欢找出谬论和给其命名。我们回到第二章当中的“人身批判”部分。在医学伦理学当中，找出谬误是一个非常有用的训练，因为它能够帮助我们看穿一个修辞上强大但终究是错误的论证。这里是我最喜欢的由弗卢(1989)命名和定义的两个谬误。

非真正苏格兰人的举动

> 有人说：“没有哪个苏格兰人会用钝器把他的妻子打得遍体鳞伤。”他面临着一个极为明显的谬论：“安格斯·马克斯朴兰先生就是这样做的。”我们的爱国者没有收回或者至少修订太过匆忙做出的轻率主张，而是坚持认为：“哦，没有一个真正的苏格兰人会做这样的事情。”

这看起来像一个关于实际情况（一个经验主义的主张）的陈述，通过调整话语的意思而不让反例有任何机会，因此通过定义和剔除任何经验主义的内容，陈述变成了真的。

十漏桶策略

它

> 给出了一系列谬论，就好像把它们放在一起就正确了一样：需要从积累的证据中仔细区别，其中每一个项都有自己的一些分量。

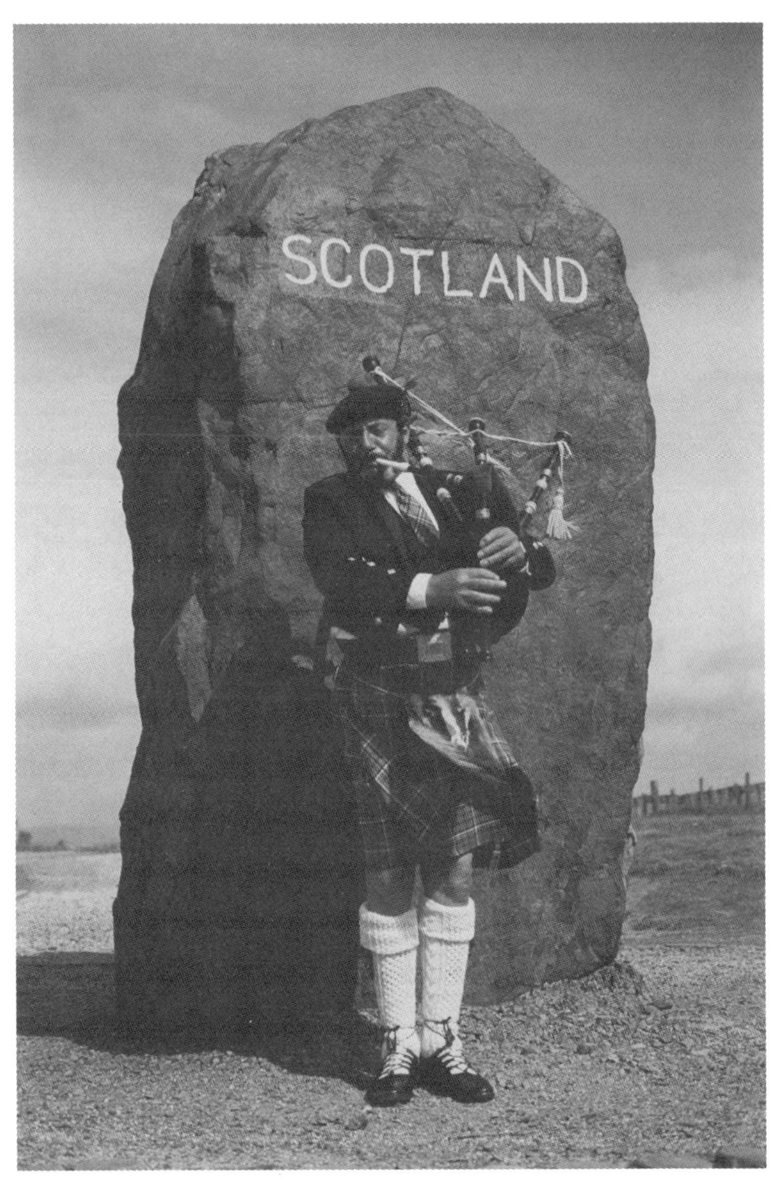

图 15　非真正苏格兰人的举动：论证中的谬误。

自然和扮演上帝

我们在第二章中遇到了两种论证,并且我说过要更加仔细地考虑这两种论证:自然论证和扮演上帝的论证。

自然论证

自然论证归结为这样的声明:这不是自然的,因此这在道义上是错误的。该论证已经被用来反对同性恋,经常在医学伦理学背景下(在考虑安乐死和讨论现代生殖技术和遗传学的可能性时)被提出来。该论证至少在三个情形下是有疑问的。首先,还不是完全清楚说有些东西是非自然的究竟是什么意思。假如大约10%的人有明显的同性恋倾向,并且在其他物种中也看到了同性恋行为,那么说同性恋是非自然的意味着什么?其次,为什么它会由非自然和道德上错误的事实中得出,这似乎很不清楚。什么样的证据能支持它呢?第三,关于非自然的在道德上是错误的断言有着大量的反例,而且大多来自医学实践本身。一个患有脑膜炎的小孩也许会被抗生素和重症监护救活。不管从什么意义上来说,没有一种处理是"自然"的。用体外受精的办法帮助夫妇生孩子也许是错误的,但是假如那是错的,也不是因为体外受精是非自然的。

扮演上帝的论证

扮演上帝的论证也能被概括为:因为这是在扮演上帝,所以这个行为在道德上是错误的。这个论证的问题和自然论证的问题相似。哪个标准能够被用来区分执行上帝的意愿和我们对上帝角色的侵占?下面哪一个是在扮演上帝:提供体外受精、中止生命维持、注射抗生素和移植一个肾脏?我认为,在我们能够决定哪些可能被认定为扮演上帝之前,我们首先必须确定哪些行为是对的，哪些行为是错的。因此扮演上帝的观念对于决定该做哪些事没有帮助。

滑坡论证

在关于推理方法的这一章中，我想最终谈一谈滑坡论证。滑坡论证经常在医学伦理学中使用。论证的核心是，一旦你接受了一个特定的情况，那么不接受越来越多的极端情况将会是非常困难或根本不可能的。假如你不想接受更加极端的情形，你必须不接受最初的、不怎么极端的情形。

反对实施自主安乐死（我在第二章中曾简单提到过）的论证就是一个滑坡论证。例如，假设一个自主安乐死的支持者给出了一种情形，在那种情形下安乐死貌似是可以接受的。考克斯医生实施安乐死的案例也许就是这样一个例子。滑坡论证可以被用来反对杀死患者，不是因为在这个案例中，杀人是个原则上的错误，而是因为在这个案例中允许杀害将会不可避免地导致在杀害是错误的情况下允许杀害。

滑坡论证最主要的反对意见声明了一个障碍可以被放置在下坡的某个位置上，因此在爬上坡顶的过程中，我们将不会不可避免地滑到底部，而是在滑到障碍的时候就止住。

有两种形式的滑坡论证：逻辑形式和经验主义的形式。

滑坡论证的逻辑形式和连锁推理悖论

滑坡论证的逻辑形式可以被看作由三个步骤组成：

第一步：依据逻辑，假如你接受（显然合理的）命题 p，那么你也必须接受与其紧密相关的命题 q。同样，假如你接受命题 q，那么你也必须接受命题 r，一直到命题 s、t 等等。命题 p、q、r、s、t 等等形成了一系列的相关命题，邻近的命题比那些离得比较远的命题更加相似。

第二步:这一步是从论证的反面展示或者获得一致性:在这个步骤下的某一阶段,命题变得明显难以接受,或者暴露出错误。

第三步:这一步是应用正式逻辑(否定后件推理)去推断由于后面命题中的一个(比如命题 t)是错误的,那么第一个命题 p 也是错误的。

概括起来说,第一步是建立前提:**假设 p 成立,那么 t 成立**。第二步也是建立前提:**t 是不成立的**。第三步是指出依据逻辑,从这些前提出发可以得出 **p 不成立**。

论证中的第一步是特别与滑坡论证相关的。论证中至关重要的部分是建立一系列的命题，其中彼此邻近的命题非常接近,不可能有合理的理由去支持一个命题是正确的(或者是错误的)而邻近的命题是错误的(或者是正确的)。

滑坡论证的逻辑形式是与一类最早由古希腊人(据称是欧布里德——见普里斯特,2000)发现的以“连锁推理悖论”知名的悖论紧密相关的。

“连锁推理”这个名称来自希腊语 soros,意为“一堆”。这一悖论的早期例子是,一粒沙子成不了一个沙堆。加一粒沙子到不是一个沙堆的东西上去将不会堆成一个沙堆,因此永远不会有一个沙堆。

由于我们使用的许多(也许是大多数)概念有一些含糊的地方,悖论的这些形式产生了:假如一个概念适用于一个对象,假如那个对象有一个很小的改变，那么这个概念仍将依然适用。但是我们偶然观察在沙滩上玩的一个小孩将会发现沙堆确

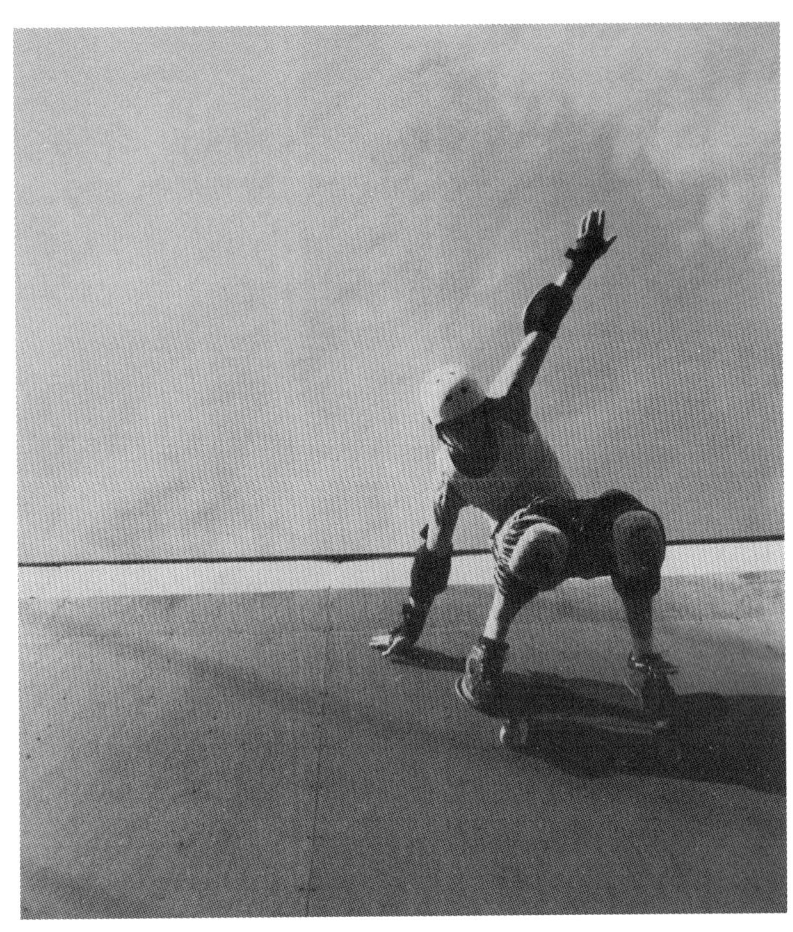

图 16 一个滑坡可以被转化为一段楼梯。

实存在，滑坡论证的逻辑形式是有缺陷的。即使命题 p 是成立的，命题 t 也有可能是不成立的。对滑坡论证有三种可能的回应。

1. 论证每个小的改变产生一个小的（也许是极其微小的）道德差异(如同每粒沙子)。
2. 在滑坡的某个位置上画一条线或者放置一个障碍。虽然这条线不是精确地画出来的，但是这条线确实是画出来的。为了保证政策清晰(和法律清晰)，画精确的线通常是非常明智的，尽管根本的内容和道德价值变化得更加缓慢。

3. 第三个回应(当然并不总是适当的回答)是因某个原则性理由在一个不是武断而是有道理的位置放置一个障碍。在安乐死的例子当中，一个支持者也许会争辩说，自主安乐死和其他形式如非自主安乐死之间有差异。在接受自主安乐死的可能性时，一个人不需要在不知不觉中接受非自愿安乐死或者强迫安乐死：其中的逻辑关系更加像一段楼梯而不是滑坡。

滑坡论证的经验主义形式

滑坡论证的第二种形式是经验主义的或者"实践当中的"，而非逻辑形式。自主安乐死的反对者也许会争辩说，假如我们允许医生去执行这些安乐死，那么在现实世界当中，这实际将会导致非自愿安乐死(或者更甚于此)。这样一个反对者也许会承认从一个方面滑到另外一个方面没有逻辑理由，但是在实践当中，这样的滑坡确实会发生。因此，我们必须不让自主安乐死作为某个政策而被合法化，即使这样的安乐死在原则上不是错误的。

论证的经验主义形式依赖于关于实际世界的假设，并因此引发了这类假设的证据是否有说服力的问题。在实践中会发生什么经常取决于政策的措辞和执行精确到何种程度。通过放置一个障碍或者仔细说明使某个行为合法或不合法的情境来避免滑下斜坡是完全可能的。

在这一章中，为了思考推理的一些工具，我已经从医学伦理学的特定问题中退了出来。我现在将回到问题中去,并且在下一章中我将声明法律对待精神疾病患者的方式是不公平的。我首先将声明法律是不一致的。

第六章

对待精神错乱者的不一致性

2000 年 4 月的第 43 天：今天我们庆祝一个最伟大的事件！西班牙有了一个国王了。我们已经发现了他。我就是这个国王……现在对我来说所有事情都已明朗，我对它们了如指掌。但是在这之前，在我似乎看每件事都像隔着一层雾气之前，我不知道其中的缘故。我想，这一切都可以通过一般人的这一可笑观点来解释：脑子在头里面。并非如此：它由来自里海方向的风所携带。

（果戈理，《狂人日记》，1835）

1851 年塞缪尔·卡特赖特医生在《新奥尔良医学和外科杂志》上发表了一篇文章，该文章描述了漂泊狂这一精神疾病（摘自赖兹纳克，1987）。这是黑奴的一种疾病：它表现为黑奴要从他们的白人主人那里逃跑的趋势。

1952 年《美国精神疾病诊断和统计手册》第一版出版。它包含了美国精神疾病的主要分类。同性恋被作为一种精神障碍列在其中，并且它的地位在 1968 年出版的该书第二版中被进一步确认。1973 年在美国精神病学会内部发生了关于同性恋医学地位的争论。通过学会投票，赞成将同性恋从精神障碍中除去的人以微弱优势胜出。

包括英国在内的欧洲大多数国家所使用的疾病分类系统是国际疾病分类。目前的版本将恋物癖作为精神障碍包括在内。它是这样被描述的：

> 依赖某些无生命的物体来引起性唤起和性满足。许多恋物癖是人类身体的延伸，比如衣服和鞋类。其他常见的病例涉及一些特定的质地（如橡胶、塑料和皮革）。

如果一个人经历周期性的、强烈的、针对这些物体的性欲望和性幻想，如果他迷恋这些物体持续超过六个月，如果某个物体是最重要的性刺激之源，那么这个人可以被诊断为恋物癖患者。20 年后恋物癖还会被当做精神障碍吗？

隐藏在精神障碍的诊断和分类背后的社会和伦理价值从 20 世纪 60 年代反传统精神病学运动发起时就一直被攻击。我们所认为的“健康”和“不健康”有时反映了我们的价值观念，这些观念可能并且应该会被挑战。尽管什么是精神疾病能够引起高深、难解的问题，但是我会将这些放在一边。某些情形，如精神分裂症，确实会使人们难以接触到现实并且带来痛苦，基于此，我认为这些情形理所当然是和精神病学的医疗专业相关的。在这一章中我想要研究的是，我们在强制治疗和安全安置那些有或者没有精神障碍的人时所使用的不同标准。我将说明那些有精神障碍的人是受制于双重不公平的。

大多数西方国家有特定的法律允许违背精神疾病患者的意愿，强迫他们住在医院里并且接受治疗。这样的法律一般说明了两个问题：第一，出于患者自身的利益，当患者拒绝治疗时，何时可以将治疗施加于他们身上；第二，怎样才能保护社会免遭潜在的精神疾病患者的伤害。我认为在一个法律体系内试图去做这样两件不同的事情是错误的。

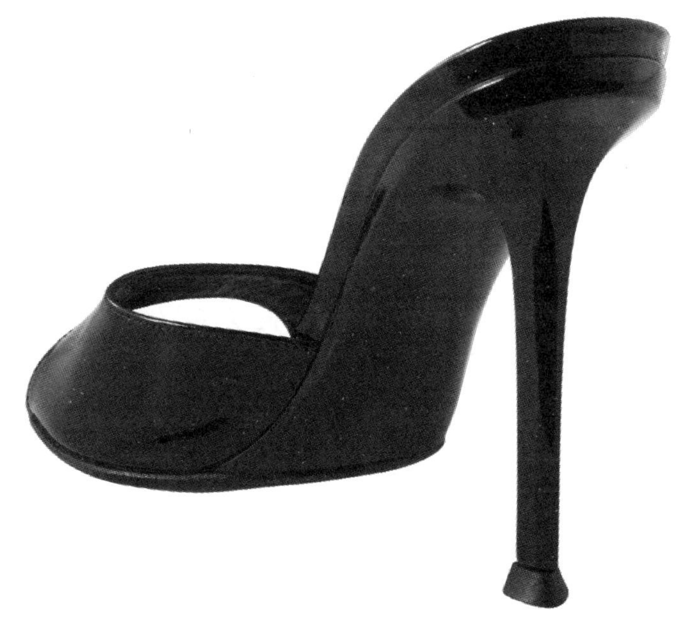

图 17　不久前同性恋还被归为一种精神疾病。恋物癖现在仍旧被归为一种精神疾病。

犯罪和精神疾病

刑法主要针对的是公众保护问题。然而，如果危险和违法行为是由精神疾病导致的，将精神疾病患者当做罪犯来处置是有问题的。在英国和许多其他国家的法律当中，认为一个人有罪必须要证明以下两点：这个人必须有过相关的行为，以及这个人具有为该行为负责的必要的精神状态。第一点就是大家所知道的犯罪行为，第二点就是大家所知道的犯罪意图。所要求的明确的犯罪意图随着犯罪行为的不同而变化。比如，**谋杀**罪行必须有“明确的意图”，必须有杀死受害者（或者对受害者造成严重生理伤害）的意图。认为某人犯有**过失杀人罪**就只须表明这个人表现出重大过失。

即使一个精神疾病患者有过一个犯罪行为，他也可以被认为是“无罪”的，理由是，因为精神疾病他不必为他的行为负责，这是长期以来确定的自由主义原则。姑且这样认为：一个人的躯体执行了那个行为，但是他的心理并没有犯罪。

一个关键的英国案例是有关丹尼尔·麦克诺顿的，他同莎士比亚一样会用不同的方式拼写自己的名字。麦克诺顿受幻觉所苦，认为英国保守党正着手一个杀害他的计划。他决定杀死保守党的领导人罗伯特·皮尔爵士。1843 年他开枪射击了皮尔的秘书爱德华·德鲁蒙德，但在开第二枪时被阻止了。鉴于其精神错乱，麦克诺顿被宣告无罪并且被送到了一个安全的精神病院（南伦敦的贝特勒海姆医院，贝特勒海姆是 bedlam①这个单词的由来）。无罪宣判激起了公众的愤怒。上议院要求法官们制定法律确定，鉴于精神错乱，某些人在什么时候会被认为“无罪”（现在被称为麦克诺顿规则）。

保护社会免受危险人物的伤害

犯了足够严重的暴力罪行且没有精神障碍的人通常会被送进监狱。把这样一个人送进监狱有许多理由。一个理由是作为惩罚：他应当受到惩罚。另一个理由是保护社会安全。

有两个至关重要的自由主义原则被融入了刑法，这两个原

① 意为“疯人院”。

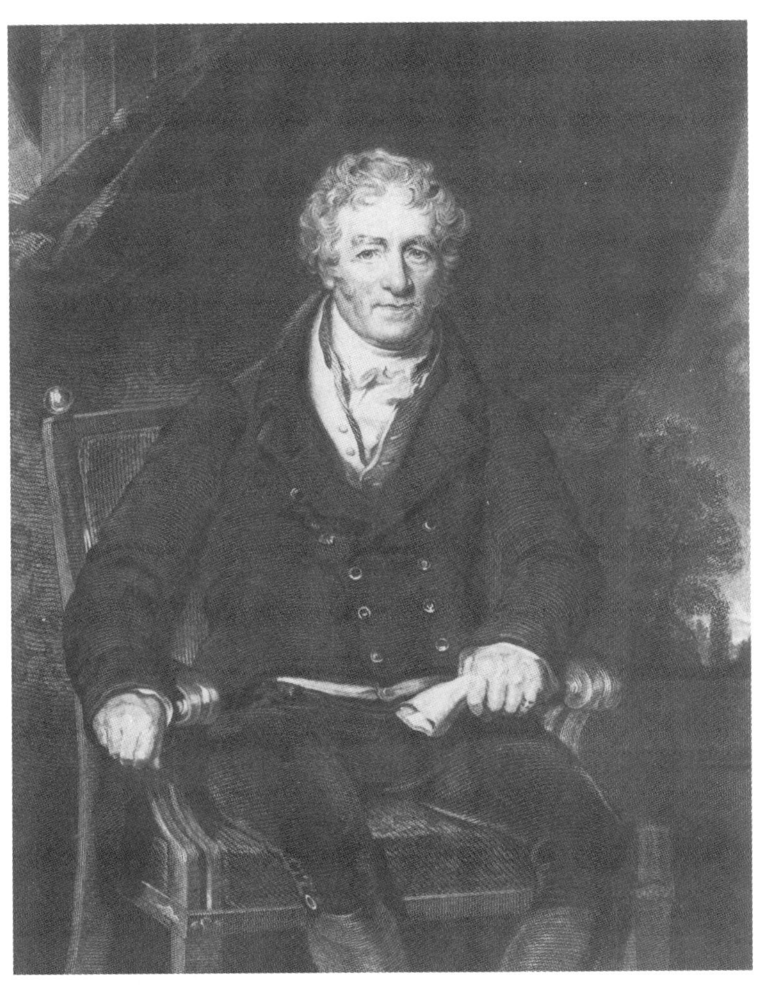

图 18　一个在 1843 年刺杀英国首相罗伯特·皮尔爵士的企图，导致了什么时候某些人鉴于其精神错乱被认定为无罪的法律规则的制定。

则也是欧洲法律人权方面的一部分。

1. 不能因为预期一个（还）没有犯罪的人将会犯罪而将其监禁。

2. 一个人一旦服完刑必须被允许重新进入社会，尽管有些罪行可能被判无期徒刑。

然而，这两个原则仅仅适用于那些没有遭受精神障碍的人。假如你由于精神疾病而有过一个暴力行为，你可能会被拘禁在一家精神病院里，直到你被认为不会对他人造成一定的威胁为止。这可能会比一个精神正常、有过相似暴力行为的罪犯被拘禁在监狱里的时间要长得多。实际上即使你没有暴力行为，你也可能被这样拘禁着。我将会用"预防性拘禁"这个词来指代在下列一个或者两个情形下为了保护其他人而将某个人限定在一个安全环境(监狱或者一家安全的精神病院)里：1.当一个人(还)没有采取一个暴力行为时；2.当他已经有过这样一个行为并且已经在一个安全的环境下度过了与他的行为相应的刑期时。上面列出的这两个自由主义原则现在能够被重新写为："一个不应该被预防性拘禁的人。"我所担心的是这将适用于那些没有精神障碍的人，而不是有精神障碍的人。那是不公平的。

当然，有一个重要的公共政策问题：社会如何保护自己免受具有伤害他人的巨大威胁的人的伤害。英国尤其关注对儿童有威胁的人。我想要做的论证是一个有关一致性的论证。假如有两个人，A 有精神疾病，而 B 在精神上是健康的，他们对其他人有同样的伤害风险。那么，假如预防性地拘禁 A 是正确的(因为存在伤害风险)，那么这样对待 B 也是正确的。反过来，如果预防性地拘禁 B 是错误的（如欧洲法律的规定），那么拘禁 A 也是错误的。否则我们就是歧视精神疾病患者。

有没有理由证明这些是明显的歧视？我能想到的有四个可能的理由，但是在我看来，没有哪个理由能证明另一种预防性拘禁是正确的。

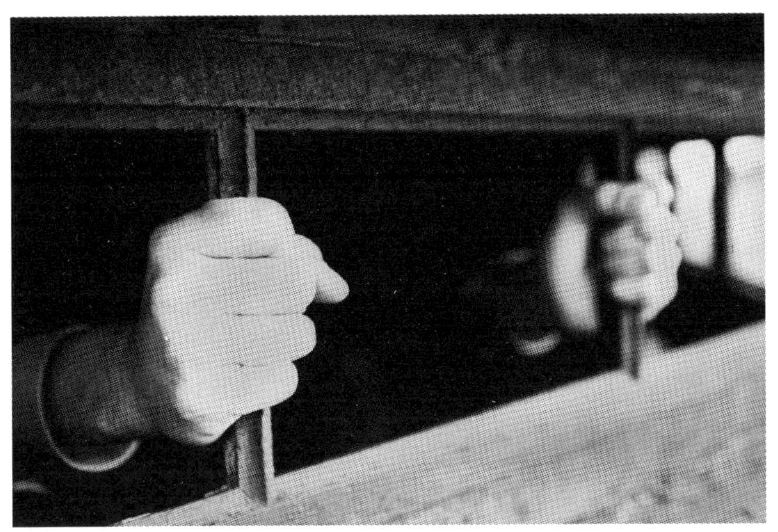

图 19 一个已经服完刑的罪犯必须从监狱里被释放出来，即使他还是危险的。一个依旧有危险的精神疾病患者也许会被永远锁起来。这公平吗？

1. 精神上有疾病的人是更加危险的。
2. 伤害风险评估对于精神疾病患者是更加确定的。
3. 这样的情况也许是可能的：在医院里延长拘禁将会进一步改善其精神状况并使其对其他人的伤害风险进一步降低。如果留在医院里更长时间会降低风险，那么把病人从安全的精神病院里释放出来将是愚蠢的。
4. 最后一个理由取决于精神疾病患者和被治愈者在需求方面的差别。典型的情况是，被预防性拘禁的精神疾病患者仍然有慢性疾病，所以他们仍然有伤害他人的风险，需要被继续拘禁。在患者的需求和当他被治愈的时候也许会产生的需求之间进行区分，至少在理论上是可能的。可以认为他真实的愿望是当他被治愈的时候他所想要的东西。由于他对别人的威胁是由他的精神疾病引起的，因此这样的期望是合理的：假如他是正常的，他会说当他生病并对他人是一种威胁时，他愿意被预防性拘禁。因此尊重一个人健康时的可信愿望和他的自主权将意味着当他生病（和危险）时他需要预防性拘禁。

我将会依次考虑这四个理由中的每一个。

第一个理由是不相关的。我现在所考虑的情形是两个对他人有同样伤害风险的人，一个没有精神疾病，一个有精神疾病。

假如第二个理由是成立的，它也许为方式上的不同提供了微弱的基础，但它是不成立的。众所周知，我们很难对别人的伤害风险作出评估，无论我们面对的是不是精神障碍患者。无论在哪种情形下，这个问题的关键是，伤害的风险是否能证明预防性拘禁是正确的。风险估计的不确定性的程度也许会改变预防性拘禁的门槛，但不会改变预防性拘禁的原则。

第三个理由并不能说明为什么要对精神疾病患者与非精神疾病患者采取不同的对待方式。在这两种情况下，一个被拘禁的人被进一步拘禁也许对别人的伤害风险更小。假如风险方面的持续降低为精神疾病患者的预防性拘禁提供了基础，那么它也为非精神疾病患者的预防性拘禁提供了基础。然而，我不相信在这两种情况下它会提供好的理由。假如预防性拘禁被证明是正确的，那么它一定是建立在对别人的伤害风险的基础上的。假如两个人有相似的风险，那么他们应当受到相似的对待。

第四个理由提供了最好的论证，但是这也是不足以令人信服的。我们现在正在谈论的精神障碍患者往往是那些有慢性精神疾病或者人格障碍的人。不太可能有好的证据能证明此类人的“可信愿望”会是继续被拘禁。在缺乏这些证据时，在尊重他们自主权的基础上使一个人持续被拘禁,看起来是很有问题的。

我推断,假如我们认为将对别人有一定伤害风险的精神疾病患者拘禁起来是正确的,那么对那些非精神疾病患者我们也应当这样做。反过来,假如我们认为对于非精神疾病患者而言,预防性拘禁是一种不可接受的对人权的侵犯,那么对于精神疾病患者而言,预防性拘禁也是一种不可接受的对人权的侵犯。我没有指定我们该走哪一条路。我所要指出的是目前的立场是站不住脚的,因为它是不一致的和不公正的。

为了精神疾病患者而采取的强制性治疗

在这一章的开头我写道,精神障碍患者受到了双重的不公平对待。他们被区别对待,不仅是为了保护其他人也是为了保护他们自己。在医学伦理学和法律上,患者可以拒绝医生和其他人所谓的有益的治疗,这是一个长期原则。一个经典的例子是,一个耶和华见证会成员即使在不被输血有可能死时也拒绝接受输血。一个有行为能力的成年人有权拒绝任何即使是救命的治疗,这是许多法律体系中的一个原则。这个原则适用于生理疾病治疗。但它在许多国家对精神疾病患者是不适用的。拿英国来说,《精神健康法案》规定了对于精神障碍患者的强制性治疗。

根据英国《精神健康法案》的规定,一个患者被拘禁在医院里接受治疗需要依次满足三个标准:

(1)他必须患有精神障碍;

(2)他的精神障碍"在性质和程度上使得他应当在医院里接受医学治疗";

(3)同意治疗"对患者的健康、安全或者对保护其他人来说是必需的”。

当考虑保护其他人时，我已经考虑了内在的不公平。我现在想考虑一下患者自身的“健康和安全”。

关于《精神健康法案》值得注意的是，一个精神障碍患者在其本人拒绝治疗的情况下，仍会被治疗，即使他有能力同意或者拒绝。假如其他人(如一个精神病医师和社会工作者)认为这是适当的，那么有行为能力的精神疾病患者会被强制治疗。这是不公平的，除非精神障碍患者确实没有能力拒绝治疗。但事实并非如此。某个人是否有精神障碍是一个主要留给医生的问题，并且它包含了导致忧郁的许多心理学问题。一些精神障碍患者会缺乏决策能力，有些则不会。

问题来自“B 诉克罗伊登区健康管理局”一案(1994)中英国的法律调查。一个被诊断为边缘型人格障碍的 24 岁女性被接收住进精神病院。她有自残的历史。由于她试图用刀割伤自己，根据《精神健康法案》，她被强制性拘禁。医院可以防止她的这些伤害行为，但是她的反应是绝食，结果她的体重降到了危险的低水平。到 1994 年 5 月，她的体重仅为 32 公斤，医生认为假如她继续这样做的话，她将会在几个月内死亡。医生为了防止她的死亡，打算对她进行管饲。她获得了一项阻止医生如此去做禁令，直到这一案件可以被合法审讯。尽管到那时她已开始进食，但是最高法院仍在考虑管饲是否合法的问题。

最高法院做出以下几点判定：(1)她有拒绝治疗的能力，但是(2)她有精神障碍，因此，尽管她具有拒绝治疗的能力，但按照《精神健康法案》她可以被强制治疗。这是因为她的精神障碍在性质和程度上应当接受医学治疗，并且这种治疗对她的健康和安全是必需的。

精神障碍患者与其他人所适用的是不同的标准,这又一次困扰了我。将救命的治疗强加于一个拒绝和有能力拒绝治疗的患者身上也许是正确的,也许是错误的。但是根据一个人是否有精神障碍而改变答案,这似乎就是错的。当然,许多精神障碍干扰了他们拒绝治疗的能力。也许最高法院判定 B 有拒绝治疗的能力是错误的。我们也许需要加深对精神障碍如何以及何时干扰这个能力的理解。但是对我来说似乎不能接受的是,完全绕过这个问题并家长式地对所有精神障碍患者进行治疗,而给予非精神障碍患者拒绝治疗的自由。这样做就是歧视,又一次违背了精神疾病患者的意愿。

第七章

现代遗传学如何考验传统保密?

> 令人惊讶的是,把我们带到世上的精液中,不仅携有祖先肉体形式的特点,还携有他们思考方式和思想态度的特点。这么一小滴液体是如何容纳下如此无限的信息的呢? ……我们可以假设,我患有结石的可能性应该归于父亲,因为他深受一颗大的膀胱结石之苦而死。……现在我已经出生 25 年……在他患病之前……在这段时间中患病的可能性是在哪里逐渐形成的呢? 在他没患病的时候,他制造出我的那一小块物质是如何将如此标记性的一个特征传递给我的呢? 这个特征又怎么能隐藏得这么好以至于我在 45 年之后才意识到它……
>
> (蒙田,《孩子与父亲的相似性》)

第五掌骨从手掌外侧手腕处延伸到小指根部。发生在这根骨头指关节处的骨折只有一种原因:握紧拳头打某人或某物。患者当然可能不会承认这一点,但是骨折揭露了真相。

现代遗传学日益发展,不仅能揭示过去还能预测未来,而且更加深入。个人的基因测试结果能给出关于亲属的信息。这在现代遗传学出现前只能达到有限的程度。现在实现这些可能性的范围扩大了，这种扩大让我们必须重新思考医疗保密。

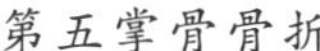

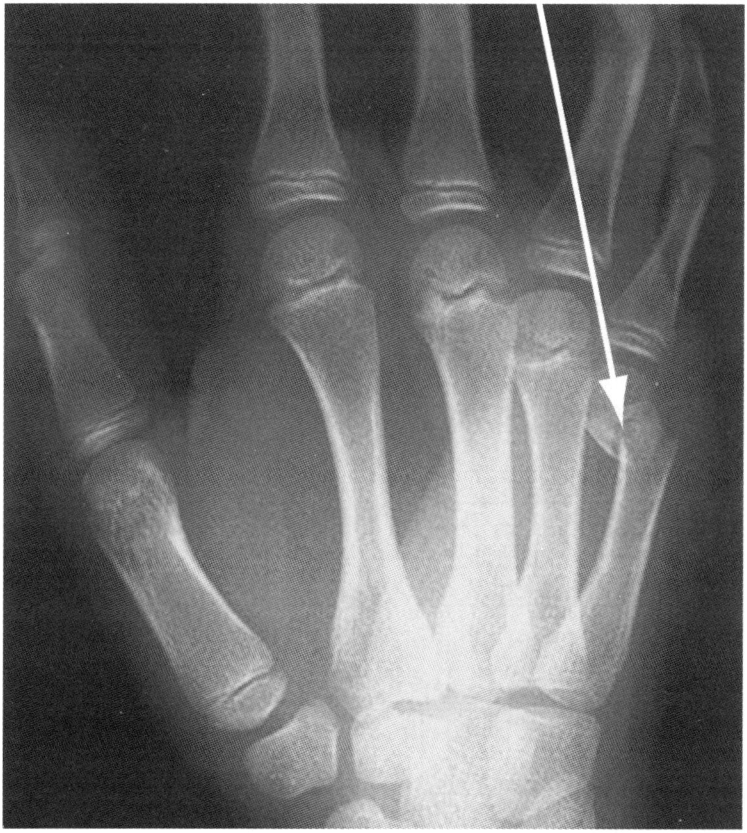

图 20 秘密被揭露了。靠近第五掌骨指节处的骨折的唯一原因是什么？

案例 1：基因测试揭示了父子关系的秘密

让我们从揭示秘密开始吧。下面是发表在《柳叶刀》上一个现代遗传学服务方面的现实案例。

约翰和莎拉在他们刚出生的宝宝被诊断出一种常染色体隐性病症后，咨询了遗传学门诊。这种疾病非常严重且使人衰弱，孩子第一年死亡的概率非常高。导致这种疾病的基因刚被测序出来，这使得在未来的孕程中进行出生前的诊断成为可能。约翰和莎拉同意将他们和患病孩子的血样用于 DNA 提取。

在与遗传学家的第一次会面中，这对夫妻被告知他们将来的孩子有这种情况的概率是 25%（见图 21）。这是建立在约翰是莎拉新生儿的亲生父亲的假设上的。

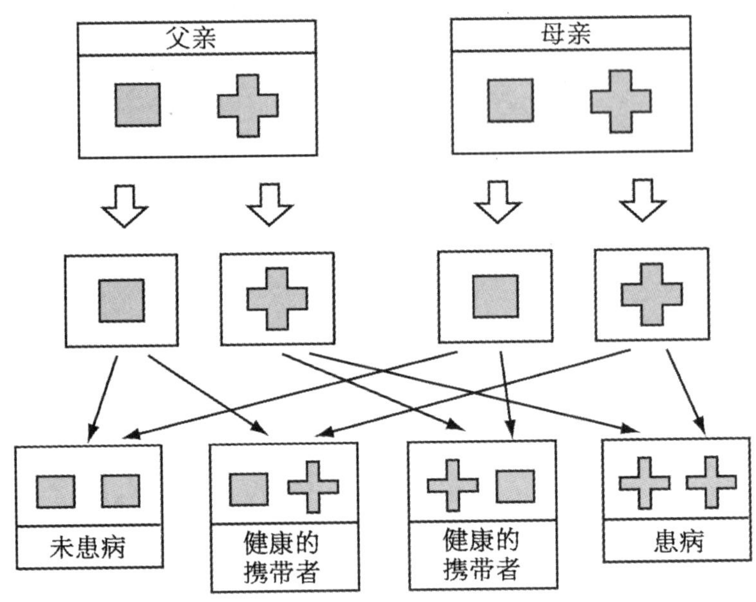

图 21　常染色体隐性遗传。

然而,DNA 样品的分子分析却显示约翰不是孩子的父亲。这说明未来约翰和莎拉的生物学孩子实际上不太可能有这种衰弱的情况。因为大概 1000 人中只有一个人会携有这种隐性基因。几乎能肯定约翰有正常的基因,这就防止了他的小孩会出现这种情况。

遗传学家应该把约翰不是新生儿亲生父亲的这个事实告诉他吗?

一份重要的美国报告建议在这种情况下应该对夫妻二人都坦白。但是这份报告倾向于一种诚实且开放的方式。有影响力的美国医学会遗传学风险评估委员会建议在这种情况下只告知女方,并且认为"基因测试不应被用于扰乱家庭"。美国和欧洲的大部分调查显示,大部分遗传学家支持后一种方法。1990 年一个跨文化比较论证了"对母亲隐私的保护重于真实父子关系的揭露"。

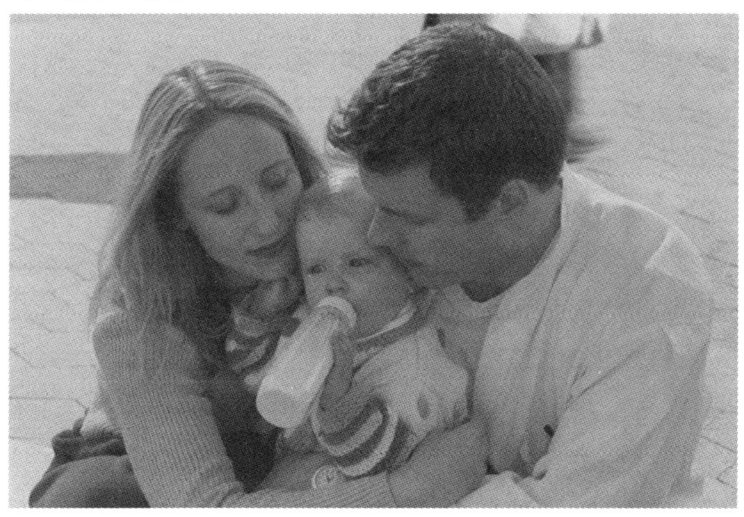

图 22 DNA 测试显示这个男人不是孩子的父亲,而他还不知道。基因咨询医生应该告诉他什么?(图为模特)

很多遗传学家会说谎或者蒙混过关，例如声称出现这种症状的孩子是新变异的结果，而不是跟父母坦白。与医生相反，一份美国患者的调查显示，四分之三的被调查者认为，医生应该告诉丈夫他不是孩子的父亲，至少在父亲直接问的情况下。大部分被调查者是女性。

医疗保密

被称为医学之父的希波克拉底于公元前 460 年左右出生在希腊的科斯岛。希波克拉底誓言是已知最早的医生职业守则。其中一些现在看来似乎过时了。我教的医学院学生不太可能如希波克拉底誓言要求的那样重视他们对我的义务了。

> 我将视教我这门技艺的人如同我的父母；我将与他分享生活，供他所需；我将视他的孩子如自己的兄弟，若他们要学这门技艺我将无条件教授给他们……

但是誓言中关于保密的部分与现实更相关：

> 我在工作或个人生活中可能接触到的任何不应该被揭露出来的内容，我将只保留给自己并对之绝对保密……

为了继续追踪保密范围的问题，我将做一个案例比较：考虑跟我刚刚讨论案例的有相似之处的如下一个案例，但是在这个案例中医生应如何做也许更加明显。

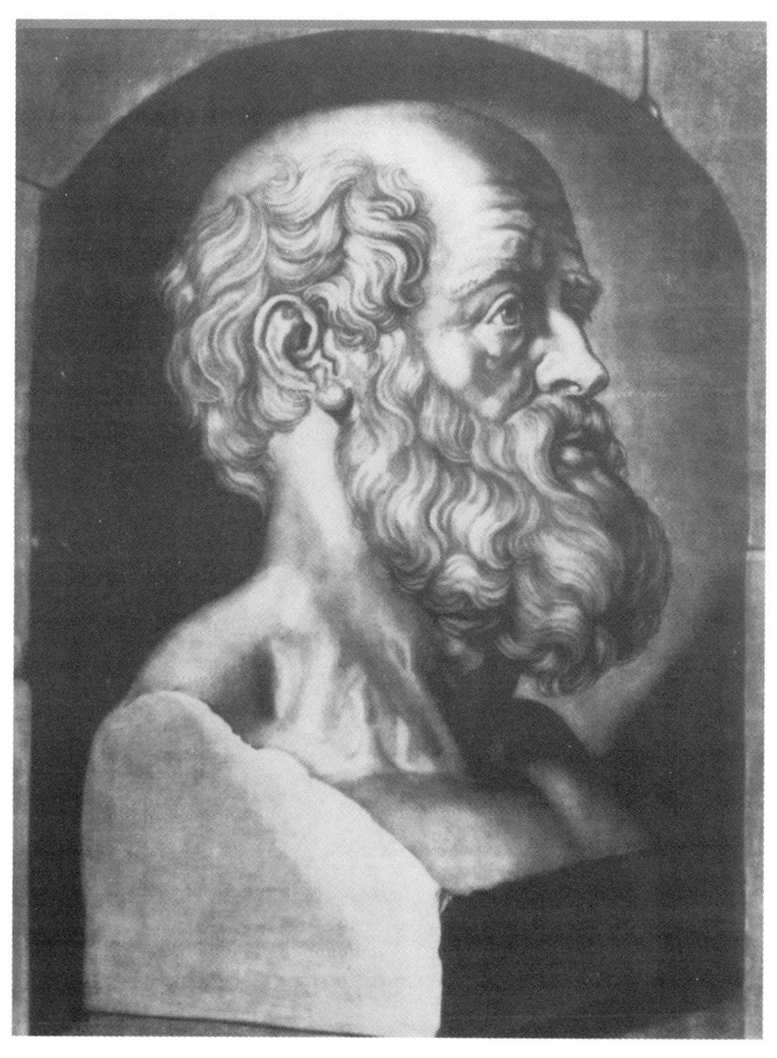

图 23 希波克拉底，出生于公元前 460 年左右，以他的名字命名了希波克拉底誓言。这是医疗保密的起源，但是在现代遗传学的时代又该如何诠释它呢？

案例 2：由母亲来揭露父子关系

> ……健康怀孕和生产后，玛丽与她的全科医生进行了一次会面，这是她产后六周的一次例行会面。玛丽的丈夫彼得与她是同一个全科医生。在咨询中玛丽透露了彼得不是她孩子的父亲。

在这样一个案例中，显然医生不应该泄露玛丽的秘密。医生和其他专业人士在决定做什么时必须认真考虑职业守则。如果一个医生违背了职业守则，他得有非常好的理由。

综合医学委员会是英国医生的职业团体。它的指导方针里有以下陈述：

> 如果不公开私人信息将会使患者或其他人面临死亡或严重伤害的风险，那么未经本人同意的披露被认为是正当的。当第三方面临风险的严重性大于患者的隐私利益时，你应该征求患者的同意在适当的地方公布。如果不适当，你应该迅速将这些信息通报给合适的人或权威人士，但在此之前你应该通知患者。

在将这些守则应用到特殊场合时，我们必须先做些解释。在这个案例中，这些解释是相对直白的。对彼得保密不会使他“面临死亡或严重伤害的风险”，因此医生不应揭露玛丽的秘密。

比较案例 1 和案例 2

如果案例 2 中的医生不应揭露秘密，这是遵循案例 1 中遗传学家应对父子关系问题保持沉默这一观点吗？

这两个案例有个重要的区别。案例 1 中，无父子关系是在约翰和莎拉都同意做的测试中发现的。案例 2 中，这个事实只是由玛丽揭露的。在案例 1 中，约翰和莎拉一起向遗传学家咨询一个他们共同关心的问题。父子关系的信息与他们一起会见遗传学家直接相关。只通知莎拉一人就没有尊重约翰获取信息的权利。

医疗保密的基础

上面的案例比较给我们留下了问题：案例 1 中的遗传学家应该怎么做？对于案例 2 的考量提供了遗传学家应该就父子关系对约翰保密的一些原因。但是案例 2 与案例 1 在一些重要方面的不同点足以使一切都不同。

或许我们能从回顾理论和探索医疗保密为何重要的根本原因中得到帮助。对这个问题有三个普适的答案：尊重患者的自主权，达成默契和取得最好的结果。

尊重隐私权

医学伦理学的一个重要准则是尊重患者的自主权。这个准则强调了患者掌控自己生活的权利。这个准则意味着总的来说，个人有权利决定谁能得知自己的私人信息，即隐私权。基于这个观点，向医生透露个人信息的患者有权决定知道这个信息的其他人。这就是医生不应该未经患者允许将信息透露给第三方的原因。

默契

一些人认为医生和患者之间存在着潜在的契约。其中包含医生暗示保证不会透露患者的秘密。因此患者会理所当然地相信，他们见医生时所说的一切会被保密。基于这一观点，医生不应揭露秘密的理由是，如果他们这样做了就等于违背诺言。

最好的结果

伦理学的一个主要理论是，任何情况下正确的做法应该是能带来最好结果的那一种。基于这个观点，医生保守秘密是重要的，因为这样做会带来最好的结果。只有当医生严格保守秘密时患者才会信任他们。这种信任在患者向医生寻求和得到必要帮助时是至关重要的。

这些理论对我们回答下面这个问题有帮助吗：遗传学家应该告诉约翰他不是这个新生儿的父亲吗？

尊重自主权这个理论在应用到案例 1 时是暧昧不明的，取决于我们侧重于谁的自主权。侧重于约翰的自主权就要告诉他真相，侧重于莎拉的自主权就要保守秘密不让约翰知道（除非莎拉同意告诉约翰）。

默契理论同样存在问题。在正常的临床实践中，如案例 2 所示，很明显患者（玛丽）能预测到医生会尊重她的秘密。但是在案例 1 中潜在的"契约"就不那么明显了。约翰可能想当然地认为所有信息跟未来生育选择相关，应该由他和妻子共享。

效果论者的考量当然给出了医生不应透露秘密的原因，因为对家庭可能造成有害的影响。这是大多数遗传学家选择不告诉约翰他不是莎拉孩子亲生父亲的主要原因。但是也不能断言对约翰保密的结果就比告诉他真相来得好。保护莎拉免遭自己行为的恶果是正确的吗？保密对这个家庭更好吗？这是效果论存在的一个主要实际问题:即使你认为效果论是正确的道德理论,通常我们不可能足够确定地判断出不同行为引起的各种不同结果。

这样看来,回到保密的道德重要性依据的基本理论,不比案例比较更有用。我们仍然不确定医生是否应该告诉约翰他不是莎拉孩子的亲生父亲。我认为困难在于我们弄错了问题的重点。关键问题不是是否有足够的理由维护约翰的利益而透露莎拉的秘密。关键问题是新生儿不是约翰亲生的这一信息(与约翰现在的想法相反)属于约翰和属于莎拉的程度是否一样。它是谁的信息?让我们通过另一个案例来讨论这个问题。

它是谁的信息?案例3:秘密和姐妹

> 一个四岁大的男孩被医生诊断出患有杜兴肌营养不良(DMD)……DMD是一种严重的、使人衰弱的进行性肌肉损耗病症,患儿到十岁出头就需要依赖轮椅行动,通常在二十几岁死亡。它是一种X连锁隐性病症,携带者往往为女性而受累的却只是……男性。男孩的母亲海伦是该变异的携带者。女性携带者并不显示症状,但是她们的儿子有1/2的概率遗传这种变异从而发病。
>
> 海伦有一个怀孕10周的妹妹珀涅罗珀。在珀涅罗珀将侄子在语言和发育上的延迟告诉她的产科医生后,医生推荐了一个遗传学小组以供咨询。她告诉他尽管她和姐姐关系并不亲密,也没有和姐姐讨论过,但她确实担心自己的怀孕是否会导致相同的状况。在珀涅罗珀和临床遗传学家(该人当时并不知道姐妹俩是同一诊所的病人)的讨论中,她明确表示如果胎儿会患上严重的遗传病,她将考虑

终止怀孕。语言和发育延迟是很多疾病的表征，自身并不能说明需要进行 DMD 携带者测试。另外，因为 DMD 基因非常大，可能存在多种变异，在不知道是何种变异导致了侄子的症状的情况下进行测试，不太可能有结果。

在海伦与临床遗传学家的第二次会面中，海伦表示知道她妹妹怀孕了，并且认识到胎儿可能会受遗传病的影响。她还说她尚未和妹妹讨论过，部分由于她们相处得并不好，同时她怀疑如果妹妹发现最终胎儿会受影响，妹妹将终止怀孕。海伦强烈地感觉到这是错误的行为。她知道妹妹并不赞同她的观点，但是海伦说自己已经就这个问题考虑了很久，她决定要对她的测试结果和信息(关于她儿子的)保密。

(帕克和吕卡森，《柳叶刀》，2001 年，第 357 卷)

我现在暂时把以下问题放到一边：如果珀涅罗珀的胎儿携带了致病基因，那么她是否应该终止怀孕。帕克和吕卡森提出了两种模式：个人账户模式和联合账户模式。

个人账户模式

个人账户模式是医疗保密的传统观点。基于这个观点，海伦的基因状况(作为杜兴肌营养不良基因的携带者)属于且只属于海伦一个人。尊重这种秘密是重要的。但是，如上文引用的综合医学委员会的指导方针所强调的，这种保密有局限已成为共识。但是这些局限是特例。基于这个观点，关键问题是如果信息不被公开，对珀涅罗珀可预见的伤害是否足够严重，从而可以证明揭露海伦的秘密是正当的。

联合账户模式

在联合账户模式中，基因信息就像一个联合银行账户，是多人共享的。海伦的要求不符合正常的保密范围，可以将其视作要求银行经理不要将联合账户的信息透露给其他该账户的持有者。基于这个观点，应该用一种完全不同的方式来看待遗传信息和大多数医学信息。它应该是由所有"账户持有者"（所有遗传上相关的家庭成员）共享的。也就是说，除非有很好的理由，否则不能隐瞒信息。

这两种模式在共享信息的证据责任方面持相反态度。按照传统个人账户模式，我们会问：对珀涅罗珀的伤害可以超过海伦的保密权利吗？按照联合账户模式，基因信息尽管是从海伦的血液和医疗记录中获得的，却属于整个家族。珀涅罗珀有权利知道这些信息，因为这对她了解自己的基因组成有着重要的意义。要证明因海伦的利益而不让珀涅罗珀得知 DMD 基因测试结果是正当的，需要很好的理由。

海伦不仅掌握了自己和儿子的一些信息，同时还掌握了珀涅罗珀和她未出生的孩子的一些信息。海伦知道珀涅罗珀的胎儿有很大可能会患上 DMD，但是珀涅罗珀并不知道这些。这种信息的不对称对于珀涅罗珀并不公平。个人账户模式没有将这个事实考虑进去。

在北欧和北美，遗传信息常常挑战了医学伦理学讨论中做出的很多道德假设的个人主义本质。或许我们一直在讨论的案例在其他一些情况下引发了一个更深层次的医疗保密问题。我们在生物和社会的层次上都是彼此联系的。没有人能完全独立于世外。如下章所述，我们彼此间的联系不仅局限于近亲之间，而且是跨越整个世界的。

第八章
医学研究是新帝国主义?

……一段友善的、仁慈的、宽恕的、快乐的时间。这段时间是漫长的一年中我唯一知道的,男人和女人似乎一同自由敞开他们关闭的心扉,并认为地下的人其实是通向坟墓的下一班乘客,而不是其他旅程中的另一拨生物。

(查尔斯·狄更斯,《圣诞颂歌》)

未来的医学是现在的研究。这就是为什么我们如何分配研究资源与我们如何分配卫生保健资源至少同等重要的原因。但是这不是伦理学讨论的重点问题。大多数有关医学研究的伦理学讨论针对的都是研究应如何被管理的问题。的确,医学研究在很多方面都受到了比医学实践更严格的管理。精读无以数计的医学研究守则后,这样的想法也是可以被原谅的:医学研究就像吸烟一样对身体有害;在自由社会,既然医学研究不能被完全禁止,那么为了将它可能带来的危害减到最低,严格的管理是必须的。

严格的管理有历史原因。1946 年,一些纳粹医生进行的骇人听闻的实验导致了第一套国际上认同的人类医学研究的守则《纽伦堡法典》的产生。该法典包括十条准则,这些准则被医

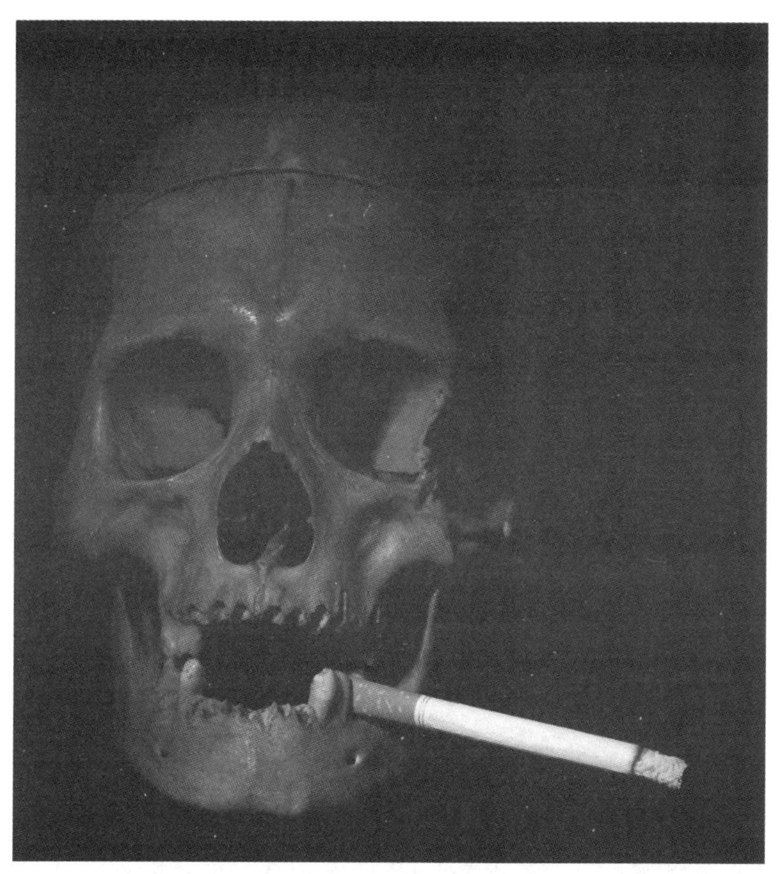

图 24 阅读了大量守则后你可能会认为医学研究跟吸烟一样对身体有害。

学专家纳入了《赫尔辛基宣言》，于 1964 年由世界医学协会第一次出版，最后一次再版是在 2000 年。《赫尔辛基宣言》有多个合法性不一的产物以医学研究守则的形式出现。这些守则着重于四个主要问题：尊重研究中潜在参与者的自主权，危害的风险，研究的价值和质量，以及正当性。

考虑到伤害风险，讨论就会很有趣了。守则认为参与者在研究中受到危害的风险应降到最低。即使参与者是完全理解研

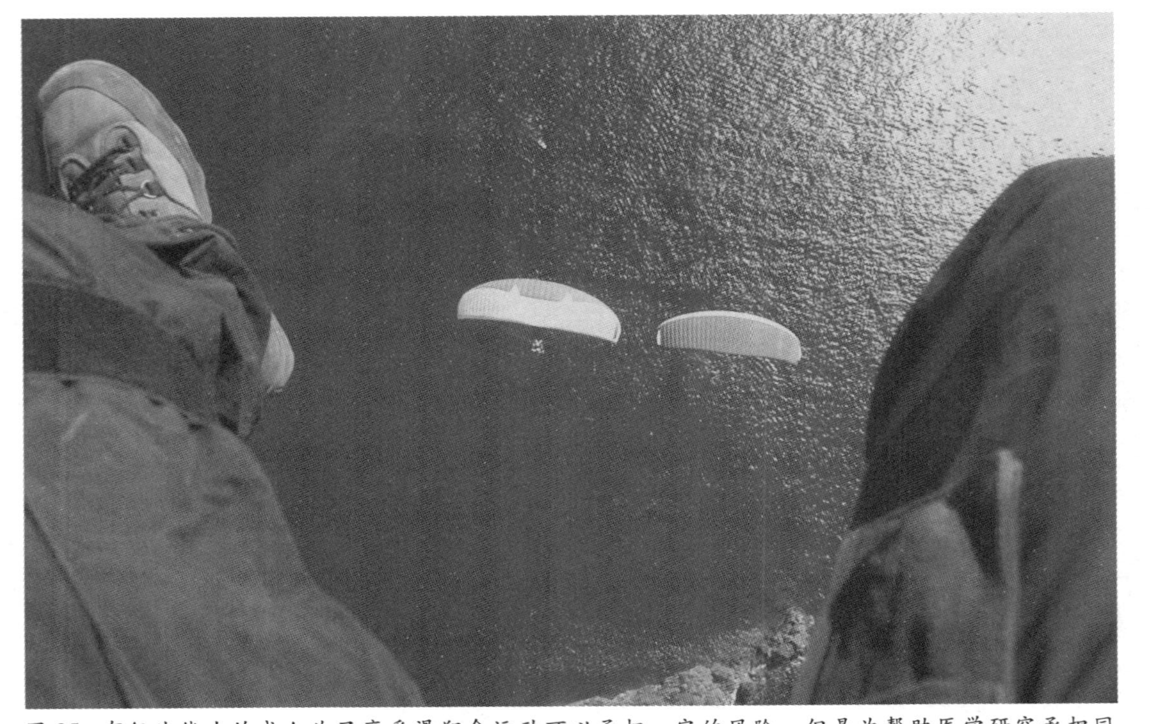

图 25 有行为能力的成人为了享受滑翔伞运动可以承担一定的风险，但是为帮助医学研究承担同样的风险是不被允许的。这难道不是对我们基本自由权的侵害吗？

究风险和利益但却仍然自愿参与的成年人也是如此。尽管最小伤害的定义并不完全清楚，但通常参照在正常生活中厌恶风险的人所设定的标准。换句话说，守则有强烈的家长式作风。

为什么伤害风险在医学研究中比在生活其他领域中更应被谨慎地控制和限制？我们不会禁止滑雪橇、摩托车或悬挂式滑翔机的销售或购买，尽管这些物品会使购买者面临一定风险。为什么医学研究的控制与此不同？

双重标准

这是医学研究的管理强加了似乎与生活中其他领域格格不入的标准的唯一一个例子。另一个例子是关于提供给参加临床试验患者的信息量的。

对比下面两种情形：

临床病例

医生 A 在门诊部会见患者 B。B 患有抑郁症，需要抗抑郁药治疗。有几种略有不同的抗抑郁药供选择。医生 A 建议 B 服用一种特殊的抗抑郁药（药物 X），他对这种药最熟悉并且这种药也适用于 B。医生 A 告知了 B 药物 X 可能的好处及副作用。但是对其他能开处方的抗抑郁药却只字未提。

临床试验

临床试验是评估医学治疗价值的标准方法。假设目前治疗疾病 D 的标准方法是使用药物 X。现在新药 Y 刚刚被开发出来。初步研究显示，Y 可能对疾病 D 有治疗作用，而且可能更甚于 X。确定哪种药更好的最佳方法是，给一些患者服用药物 X，给另一些服用药物 Y，然后比较哪一方效果更好。采用试验药物（Y）治疗的患者组被称为试验组。采用传统药物(X)治疗的患者组被称为对照组。两组患者(试验组和对照组)的背景大体相似是十分重要的。如果其中一组有特别严重的患者,试验结果将受到误导。保证两组间没有重大区别最好的方法是采用随机法("扔硬币")来把患者分配到每个组,并且采用尽量多的患者。最好的临床试验是大量随机化对照试验(RCTs)。如果某种治疗方法(治疗法 Y),例如某种新药,是用于尚未有现行(传统)治疗方案的情况,那么对照组就服用安慰剂——一种模拟药。因此,如果 Y 是片剂形式的药物,安慰剂也是看起来像含有 Y 的药片,但是其实里面并不含有有效成分(Y)。这是非常重要的,因为在很多情况下,患者只要相信他们接受了有效治疗,病情就能在一定程度上得到改善。此外,事先知道患者是否接受有效治疗,会使医生在诊断患者是否好转时产生偏倚。因此,让患者和医生都不知道患者属于试验组还是对照组是非常重要的。

研究案例

一项随机化对照试验正在进行以用于比较两种抗抑郁药:药物 X 和药物 Y。尽管医生 A 倾向于开药物 X,但他并没有很好的证据说明他更倾向于 X 的理由。确立两种药物的相对有效性和副作用是非常重要的。医生 A 因此同意询问一些合适的患者是否愿意参加试验。医生 A 在门诊部会见 B。B 患有抑郁症,是试验的合适人选。为了遵守研究伦理学守则规定的标准,医生 A 必须获得 B 参加试验的有效同意书。他必须告知 B 试验的内容及目的。他也必须告知 B 有两种药物 X 和 Y,并且开哪种药物将会是随机选择的。

在研究案例中，守则和研究伦理委员会(也被称为制度评估委员会）要求医生 A 告知 B 两种药物的信息和开处方时的选择方法。在临床病例中这种标准并不是必须遵守的。这种差别正当吗？如果正当，那么显然两者的标准不同。如果不正当，那么我们就在操作“双重标准”——标准是不同的并且这种差别并不正当。双重标准是不一致的一个例子。这告诉我们至少有一种标准需要被改变。

第三世界的医学研究

这是本章我想着重讲的第三个关于不同标准的例子。准确地来说，这不是研究和日常生活之间的比较，也不是研究和医学实践之间的比较，而是富国研究和贫国研究之间的比较。

国际医学科学组织委员会在其 1993 年的守则中列出了以下原则：

> 无论研究工作在何处开展，人类的研究伦理学意义在原则上是相同的：尊重个人尊严、尊重社会和保护人类的权利和福利。

《新英格兰医学杂志》的前编辑玛西娅·安吉尔写下了以下的话：“世界上任何地方的人类应该被相同数目的伦理标准保护。”以下的研究打破了这个公平原则吗？安吉尔认为是的。

在贫国预防艾滋病病毒传播给婴儿

人类免疫缺损病毒(艾滋病病毒)会引发艾滋病。感染了艾滋病病毒的怀孕妇女可能将病毒传给她的孩了，这就是“垂直

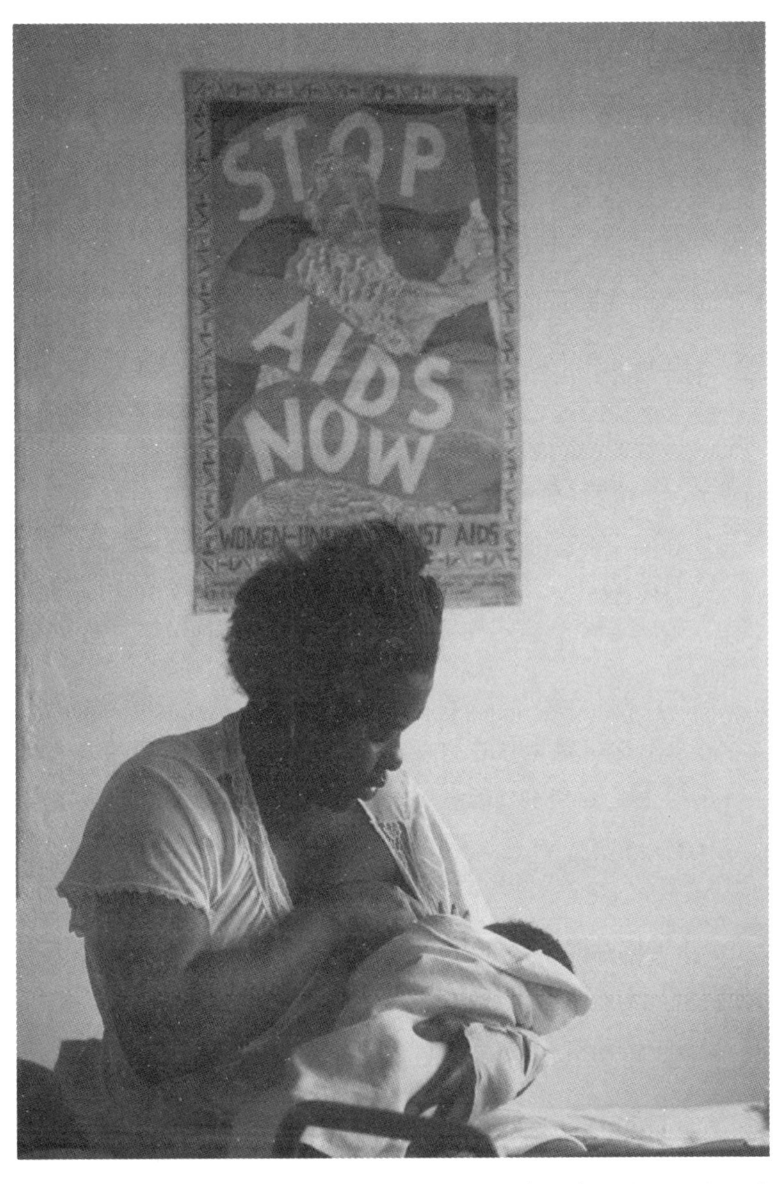

图 26 控制国际医学研究的“伦理守则”会减缓贫国有效疗法发展的进程吗？

传播”。用齐多夫定(被称为 ACTG 076 疗法)治疗被感染的怀孕妇女会减少垂直传播的概率。疗法包括怀孕期间口服齐多夫定,分娩时静脉注射齐多夫定和进一步给新生儿服药。这种疗法花费昂贵,在贫穷国家不可能普遍适用。一种更便宜但是更有效的疗法将可以潜在地预防贫国大量婴儿感染艾滋病病毒。如果没有更便宜的疗法,在贫国就没有可用于预防艾滋病病毒垂直传播的疗法。

1997 年 ACTG 076 疗法在美国被定为标准疗法,因为它是唯一被证明有效的疗法。只包括口服齐多夫定的一种更便宜的疗法曾被认为是有效的。

在贫国可能实施的两种试验设计在科学上是合理的。第一种是用安慰剂与较便宜的疗法作比较。第二种是用昂贵疗法(ACTG 076 疗法)与较便宜的疗法作比较。第一种设计的目的在于回答:便宜的疗法比什么都不做(安慰剂)要好吗?第二种设计在于回答:便宜的疗法和贵的疗法一样有效吗?在这个例子中,在贫国引进昂贵疗法作为标准疗法是不现实的,因此关键问题是:便宜的疗法比什么都不做好吗?采用第一种(安慰剂)设计能更迅速地回答这个问题,牵涉更少的病人,也更便宜。这种设计已经由富国出资在贫国实践了几次。

大家普遍认为,治疗试验中的对照组应该接受标准治疗(与不参加试验的人相比,他们不应该由于参加试验而受到损害)。如果参与了一个在英国或美国的治疗试验,这个试验用于评估一种可能有效的降压新药,你将接受新药或者到目前为止最好的疗法。你服用的不会是安慰剂。给安慰剂将是不道德的,因为已经有有效的疗法了。

因此,援助国(美国)因为标准疗法在本国是昂贵的疗法

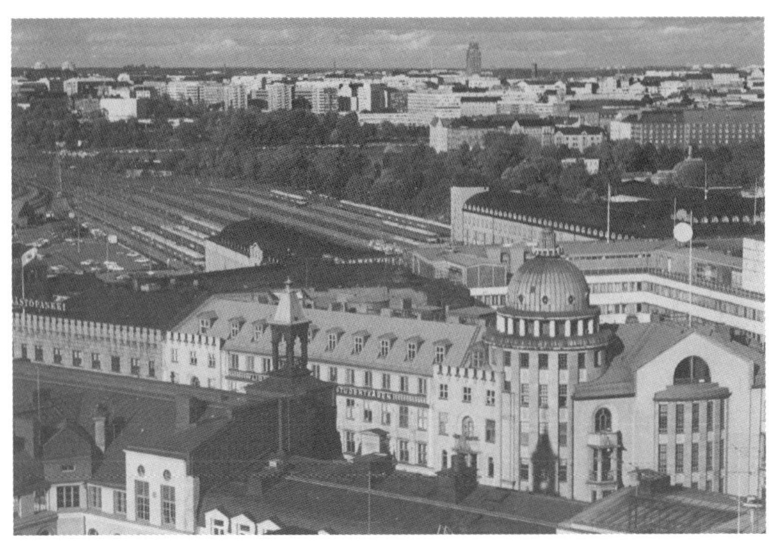

图 27 赫尔辛基:《赫尔辛基宣言》为管理世界范围内的医学研究提供了核心伦理学原则。

(ACTG 076 疗法)而采用比较便宜的用安慰剂做对照的疗法试验,是不道德的。因此基于平等原则,很多评论家认为在贫国开展用安慰剂做对照的研究是不道德的:这是双重标准。进一步说,这种研究违反了《赫尔辛基宣言》,此宣言中声明疗法研究中的对照组应接受目前最好的治疗。

但是这个观点也有强有力的反证。如果试验在富国进行,那么让病人接受安慰剂治疗就是错误的,因为在正常临床实践中他们可以接受有效治疗。此外,人们已经知道有效治疗比安慰剂要好。现在考虑一下贫国的情况。在正常临床实践中患者不会接受任何治疗。确实,许多感染了艾滋病病毒的怀孕妇女不会有卫生保健。《赫尔辛基宣言》中声明的原则(对照组应接受目前最好的治疗)语意不明。目前最好的治疗是指世界上最好的,还是开展研究的国家中最好的?那些相信在贫国用安慰剂做对照是不道德的人，认为负责任的伦理委员会不应该允许此类试验。但是没有试验，贫国就没有人能接受预防垂直传播的治疗。因此，在采用安慰剂做对照的试验中，没有人会接受更差的治疗，而一些人（接受新疗法的人）可能接受更好的治疗（尽管在试验结果出来之前我们不知道新疗法是否有效）。这与在富国开展安慰剂对照实验形成强烈对比，因为在那样的情况下，服用安慰剂的人与不参与试验的患者相比病情会恶化。简单的说，没有人会在贫国开展的安慰剂试验中受害，而一些人则会受益。

上述论证的结论是，总的来说，在贫国进行安慰剂对照试验对人民更有好处。因为这个试验对发展贫国能负担得起的预防垂直传播的疗法有利，贫国的人最终也能受惠。如果试验因为对于贫国人民不公平、不道德而被禁止，那么贫国人民的状况将会更糟。如果公平治疗意味着完全没有治疗，那么给我不公平的治疗吧。

反对的人也许会说，尽管有安慰剂对照试验比没有试验要好，但是使用昂贵疗法做对照更好。但是这会花费更多。谁来付钱？也许富国的人应该付更多的钱给贫国，但是这是否应强加给研究的资助者呢。同样，资助的钱用于向试验对照组提供昂贵的艾滋病病毒治疗是否最合适也未可知。多余的钱或许更适合用于其他地方——比如更有益于贫国人民健康的地方。

总的来说，安慰剂研究不是不道德的——没有人从中受害而有一些人从中受益。如果不开展研究，贫国人民的状况将会更糟。上文提到的《赫尔辛基宣言》中陈述的原则应被理解为，对照组应接受在开展研究的社会中最好的治疗，而不是世界上最好的治疗。关于贫国人民低水平的卫生保健有一个道德问题——这是公正的主要问题。但是这个问题需要政府和工业来解决。这种潜藏在深处的根本性的不公平不应该被用于阻碍总体上能使贫国人民受益的研究。

我提出了两种相反的观点:

1. 在贫国的临床试验中用安慰剂做对照是不道德的,因为这样做在富国被认为是不道德的,伦理委员会不应该允许这样的试验发生。
2. 尽管不理想,用安慰剂做对照不是不道德的,伦理委员会允许这样的试验是正确的。

持有第一种观点的人似乎是天使的化身,他们大胆地声称身在富国的我们不应该以不同的方式对待贫国的人民。第二种观点以理性论证的尖刀割开了我们的仁慈心,告诉我们那是被误导的。当理性论证与仁慈本性相违背时,我们应该怎么做呢?答案肯定是:重新检查我们的本性和论证。为什么第一种观点是天使的观点?因为我们感觉这样对待比我们条件差的人就如同我们会受到同样对待。如果按照第二种观点行动,我们会感觉像在剥削穷人。但是对第一种观点的批判似乎是合理的:如果严格在贫国设定与富国同样的标准,我们作的决定(停止研究)将会剥夺的正是我们想要公平对待的那些人的利益。

走出这个僵局的关键是词组“剥削穷人”。人们能从某些东西中获益但仍然被剥削。想一想在南美被跨国公司雇佣的低工资的咖啡豆采摘工人,没有这种雇佣关系,他们的情况会更糟。但是如果公司获得了很多的利润,他们就是在剥削采摘工人。利益应该被公平地分享:这是“公平交易”的定义。我们考虑过的这两种相反观点都太狭隘了。

第一种观点在强调公平问题上是正确的,这与剥削直接相关。但是它错在盲目地运用了一个能有多重解释的原则(对照组应接受最好的治疗)。第二种观点在显示运用原则不符合贫国人民的最大利益上是正确的,但是只考虑了两种可能性。我们需要一个更广泛的观点,该观点的起点在于伦理关切是贫国和富国在财富和卫生保健方面的巨大差距。

对于跨国医学研究而言,这一观点的意义包括:(a)研究的开展应为贫国人民提供合理利益,穷人和富人之间的利益须进行合理分配;(b)为了正确评估贫国的利益怎样能最大化,必须现实地看待什么应在贫国坚持下去;(c)研究者不仅应对贫国参与试验的人负责,也应对更广泛的人群负责。因此公共健康的视角是必须具备的。只注意到研究参与者的最大利益而忽略整个人群,是过分个人主义的。

亨利·福特说过一句著名的话:"历史就像是铺位。"这句话也被说成(尽管不知道是谁说的):"那些对历史一无所知的人正是被谴责重蹈历史的人。"当前的国际医学研究管理在过去纳粹的阴影下扭曲地发展着。该管理纠结于一个主要问题:保护研究参与者不被滥用。尽管这很重要,但是解决以下这个建设性问题的伦理意义却丧失了:如何把医学研究的好处最大化?在贫国的研究中,现在这个建设性的问题更迫切地需要得到解决。

班纳塔和辛格写道:

> 因此有必要超越过去的起反作用的研究伦理学。新的、积极的研究伦理学必然将面临最大的伦理挑战——全球健康的极度不平衡。

确实如此。

第九章

家庭医学遭遇上议院

人类从弯曲的木材中被创造出来，这样的木材造不出任何完全直的东西。

（伊曼努尔·康德）

如我们所见，医学伦理学处理的是一些关于生死的大问题。它面临自然和人为的特殊情况：连体婴、疯癫、辅助性生殖、克隆。如果你对医学伦理学的理解都是基于报纸头条的案例，你可能会认为这只是一门怪诞的学科。

在日常医学实践中，即使平常如治疗血压升高，医生对此也要做出伦理价值的判断。例如血压升到多少患者才应接受治疗？普遍的观点可能认为，对于轻度高血压的治疗会防止很多人中风。对个人而言，降低一点点中风风险与治疗的副作用相比，根本就算不上什么。哪些因素应该影响高血压疗法的选择？医生应该透露多少可能的副作用？会否有这样的危险：如果提到一些可能的副作用如疲乏，患者会宁愿忍受这些副作用？医生应该接受主要降血压药物厂家的免费晚餐吗？这会不正当地影响他开的处方吗？

在这最后一章中，我想讨论一下多数家庭医生不得不面临

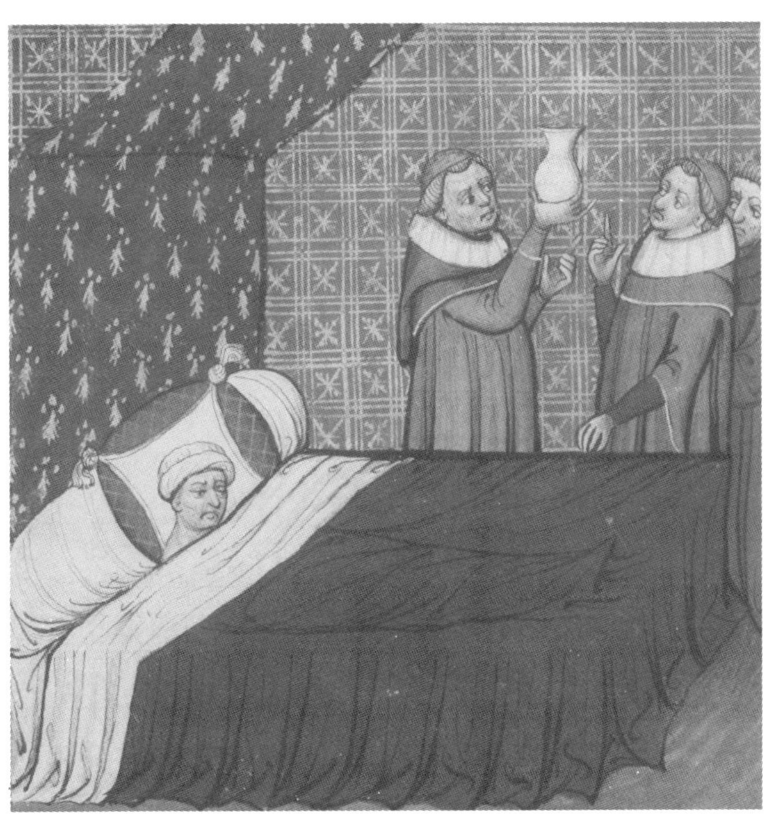

图 28 伦理学问题来源于日常医学实践。

的两种情况。道德问题并不源于任何现代技术，而是源于一个对健康专家来说再熟悉不过的问题：家庭成员之间很少享受到简单的、轻松的、持续快乐的关系。20 世纪 50 年代以来的广告也许会让你期望这种关系。

16 世纪的散文家蒙田，一个写男性阳痿如同写教育孩子一样自如的男人，在他书房的木梁上刻有 57 条格言。其中包括泰伦斯的一条大胆陈述，该陈述或许应该被刻在医生的听诊器上："人性的东西我都不陌生。"尽管很难实现，但是对那些工作目的是帮助人们渡过难关的医生来说是有价值的鼓励。对人性弱点的容忍(也许甚至是偏爱——康德的人性曲木说)对健康专家来说是重要的美德。

> 人生就像是一匹用善恶的丝线交错织成的布;我们的善行必须受我们的过失的鞭挞,才不会过分趾高气扬;我们的罪恶又赖我们的善行把它们掩盖,才不会完全绝望。
>
> (莎士比亚,《终成眷属》,第四幕第三场,68—71 行)

当家庭医生面临以下情形时应如何做呢?

案例:痴呆

C 先生是一位患有痴呆和慢性肺病(慢性梗塞肺病)的 70 岁老人,他在家由 72 岁的老妻照顾。由于经常性的胸腔感染,他需要抗生素治疗;由于肺部疾病,他在家需要输氧。最近一次胸腔感染用抗生素药片没有起到很好的效果,他的整体状况在恶化。他吃不下东西,喝得也很少。在医院的治疗下,包括静脉注射抗生素和物理疗法,他有可能从这次的感染中恢复过来,尽管以后还会发生类似的感染。因为他不善于适应变化的环境,所以以往住院的经历使他痛苦不堪。然而他的妻子认为他应该住院以接受最充分的治疗。

假设你是医生,你认为 C 先生留在家里治疗更符合他的最大利益,而且也更舒服。他有可能很快会在家里死亡,但是不管怎样,几个月后他总会死亡。由于痴呆,他现在的生活比以往要乏味得多。以他这种状况,再多活几个月并不值得,特别是考虑到入院将会给他带来的痛苦。

你认为对他来说留在家里最好,他的妻子想要他住院。你

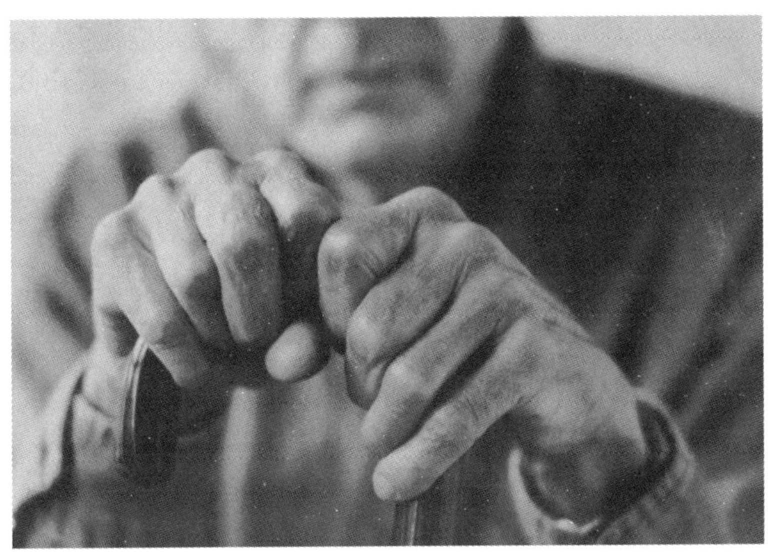

图 29 在家里还是医院？谁来决定？怎样决定？

会怎么选择？

在这种情形下，有几种通常的变化。

变化 1

C 先生的妻子同意你的观点，认为让 C 先生留在家里最好，但是跟他们住得很近的女儿则坚持父亲应该去医院以尽量争取从这一阶段的感染中恢复过来。C 先生看起来部分被女儿说服了，或者说有点被胁迫的意思。

变化 2

你是医生，你认为如果 C 先生去了医院，他将会恢复到通常的健康水平并再活上一年或更久。你认为他的生活虽然由于痴呆而受限制，然而仍是快乐的。这部分是由于他的妻子将他照顾得非常好。你认为去医院最符合他的最大利益，但是他的妻子说不想他从家里搬走。她想要看护他，即使他不久将要死亡。或许这也是他想要的。

在这两种情形下，你应该如何判断怎么做是正确的呢？在本书中，我已经强调了理性分析。这种方式要求首先判断出哪些问题是重要的。例如，此案例及其变化中提出的一些问题如下：

1. C 先生自己是否能形成并表达观点。这主要取决于痴呆造成的损害程度。
2. 如果 C 先生目前不能形成观点，是否有可能对其在这种情形下的需求做出判断？
3. C 先生的最大利益是什么？如果 C 先生自身能做决定，那么他关于什么是自己最大利益的看法应该取胜，但是如果他不能为自己做决定，医生就必须提出怎样做最符合 C 先生的最大利益。这也许是一个难题。是否有这种危险：医生相信由于痴呆，C 先生目前的生活不值得再过下去，因此舒适地留在家里对他更好？或者危险是反方面的：医生认为治疗感染使 C 先生活下去是必要的。健康人要如何判断痴呆患者的感觉呢？
4. 医生是应该将 C 夫人的最大利益也考虑进去，还是应该只着眼于患者的最大利益？
5. 因为 C 夫人是近亲，她是否有权利决定应该对 C 先生做什么呢？
6. 在家庭内部有不同意见的案例中（例如 C 夫人和她女儿意见不同），医生是否应该偏重于一个人的意见，例如 C 夫人的意见？在什么样的情况下或基于何种理由可以这样做呢？

以上列出的问题只是分析的开始。之后问题将上升到如何平衡不同方面，但是从这样的分析开始有着绝好的意义。

另一种分析方法是谈判。很多临床医生不是先开始分析而是先开始讨论。这些医生会先开始问 C 夫人为什么她认为 C 先生应该住院。对这些医生来说,重要的是了解所有关系者的需要、愿望和观点,避免冲突,力求达成一致决定:当然这不可能总能实现,但是如果有技巧和耐心,这种方法经常能奏效。换句话说,这种方法牵涉到主要人物之间的谈判。这是一种我们在日常生活中所熟悉的方式,就像很多家庭决定在星期日下午做什么一样。

运用分析和谈判来作决定的区别并不是绝对的。两者都需要分析和讨论。但是它们是不同的。谈判给医学伦理学引入了一种我在本书其他部分尚未谈到的观点。让我自嘲一下,本书的大部分内容将医学伦理学视为通过推理研究出正确行为的课题。推理过程会很复杂,其中涉及多种方法。不同的问题需要不同的工具。但是此观点从本质上将医学伦理学视为一项个人主义事业:由个体来决定该做的正确的事情。谈判方法认为医学伦理学——实际上对一般伦理学也适用——本质上为人与人之间交流的过程。

当患者尚未成年时,健康专家与患者家庭接触的方式更加复杂。现在我将考虑另一种家庭医生熟悉的情形:15 岁怀孕女孩的案例。

案例:15 岁怀孕少女

一个 15 岁少女在学校朋友的陪同下胆怯地来咨询她的家庭医生,她觉得自己怀孕了。检查显示确实如此:怀孕大约 10 周。她想要流产,并且坚决不想让父母知道。

家庭医生当然应该跟她交谈,尽管有一个直接问题:她朋友是否应该在场。有了支持和善意的关怀,怀孕少女也许会同意其父母参与讨论。即使这样,医生也会面临伦理难题,例如有关流产本身的大量问题。假设该医生对流产有强烈的道德抵制,但在他工作的国家,这种情形下的流产是合法的。如果少女及其父母都要求他推荐妇科医生做流产手术，医生该怎么办?如果要试着说服家庭成员改变主意，他应该要有多少说服力?或者只是基于他的道德责任将问题告诉他们让他们自己决定?

因此，在此案例背后潜藏的复杂问题包括流产的伦理问题和当医生面临专业职责和个人伦理观的冲突时应该怎么去做。

但是这两个问题都不是我想强调的。我想关注的是在父母不知道的情况下,医生是否应该介绍少女做流产手术。女孩有保密的权利吗？父母有权知道吗?

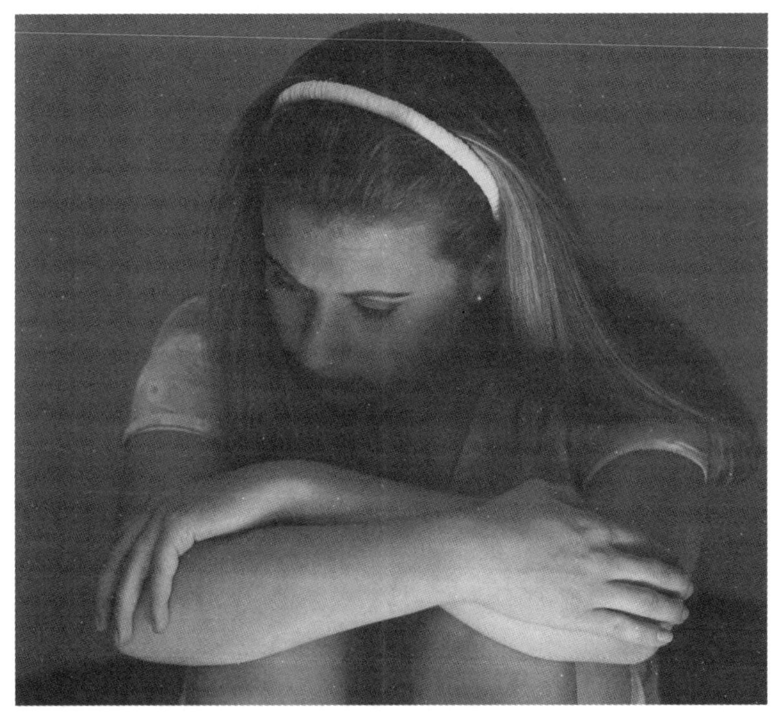

图 30 一个 15 岁少女怀孕了,但是不想让她父母知道。医生应该替她保密还是告诉她父母?(图为模特)

修昔底德的《伯罗奔尼撒战争史》写于公元前 5 世纪，对那些喜欢实践推理的人来说，这是一本珍贵的收藏品。在对邻国发动战争前，雅典城民需要能站得住脚的论证——这与现代吵闹的民主政治多么不同。每一方都有时间论辩而不被打断。在高级法庭的法律判决中，我们仍然能看到这种标准的伦理推理的口头传统。

对于 16 岁以下的孩子，父母的权利和医学同意书是英国法律判决的核心：吉利克案例。

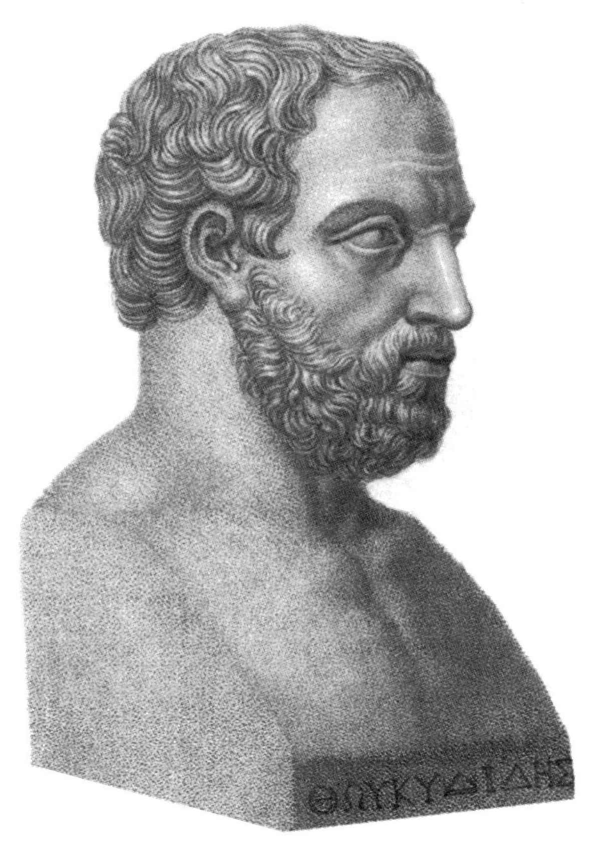

图 31a 修昔底德的胸像。

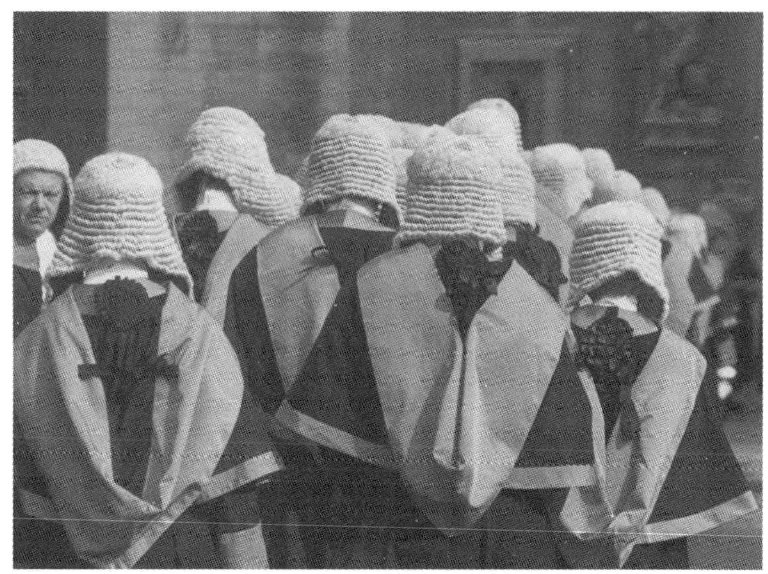

图 31b 伦理推理的口头传统在写于2500年前的修昔底德的《伯罗奔尼撒战争史》中得到了绝妙的展示;这一传统至今还很好地保留着,现在还能在英国上议院中找到。

吉利克案例

事实

在英国,20 世纪 80 年代初负责国家医疗保健服务(NHS)的政府部门——卫生和社会安全部(DHSS)——向医生发表了关于家庭计划服务的书面建议。这个建议包括两条陈述。

(a) 如果医生为了保护一个 16 岁以下少女免受性交的有害影响而给她开避孕药,这是不违法的。

(b) 正常情况下,医生只能在父母的同意下给 16 岁以下的少女开避孕药,并且应该劝说少女让她的父母知道。然而,在例外情况下,如果医生的临床判断认为开避孕药处方是必要的，可以在不经咨询父母或得到他们同意的情况下开药。

平民维多利亚·吉利克夫人曾寻求这样的保证：当她的女儿们在16岁以下未经她知道并同意时不能被给予避孕药。NHS的相关权威人士拒绝给予这样的保证，声明问题部分在于医生的临床判断。吉利克夫人因此以未经父母同意允许医生向16岁以下少女提供避孕药的建议是违法的为由，对DHSS采取了法律行动。

案件最终在英国最高法庭（相当于美国最高法院）——上议院开审。五位法官听审了案子。法官们没有达成一致意见。最终决定采取少数服从多数的办法。每一位法官递交他的判决，给出他的决定及其理由。法官们回答的是何谓正确的合法立场，而不是这个问题：什么是伦理上正当的？尽管如此，该判决仍是极好的伦理学推理案例。

判决

布兰顿勋爵

布兰顿勋爵站在吉利克夫人这边。事实上他走得更远。他总结，即使在父母知情并同意的情况下，给16岁以下少女开避孕药也是违法的。他的论证概括如下：

1. 法律事实是一个男人与一个16岁以下少女发生性关系，即使是在该少女的同意下，这也是违法的（依据英国法规）。
2. 鼓励或协助犯罪也是犯罪行为。
3. 给少女开避孕药或给予避孕建议涉及鼓励少女与男人发生性关系。这等同于鼓励犯罪。
4. 一些人也许会争辩说，有些少女不管是否有避孕药都会发生性行为，在这种情况下开避孕药并不是鼓励性行为。但这是错误的，原因有两条。第一，少女寻求避孕药说明她知道不必要怀孕的风险并且潜意识里因此而不想有性行为。因此，布兰顿争辩说，如果给予避孕药，她和她的伴侣会更容易“纵容他们的欲望”。第二，如果法律允许16岁以下少女在使父母和医生确信不论怎样她都会发生（违法）性关系的情况下取得避孕药，那么她会勒索或威胁父母和医生以实现自己的目的。布兰顿写道：“法律对于这样的威胁的唯一答案应该是‘等到16岁’。”

坦波曼勋爵

坦波曼勋爵也支持吉利克，尽管他持有的观点与布兰顿勋爵不同。他认为，如果医生和父母都认为16岁以下少女持有避孕药符合她的最大利益，那么这就不一定是违法的。他相信当一个少女不能被阻止发生违法性行为的时候，提供避孕药是为了帮助避免不必要的怀孕而不是鼓励或协助违法行为。

但是他认为，在没有父母的同意下，医生不具备提供避孕药的临床辨别力。他的观点有四个论据。

1. 16岁以下少女不能保证会避孕。他写道：“我怀疑16岁以下少女是否能就……性行为给出合理的判断。”他给出法律方面的理由来支持此观点。他论辩说，既然男人即使在16岁以下少女的同意下与其发生性行为都是违法的，法律必须认为这样的避孕保证是无效的。
2. 没有来自父母的信息，医生永远不能正确地判断提供避孕药是否符合少女的最大利益。
3. 父母的职责之一是通过劝导、利用家长的权威或者向相关男人施压来保护其子女免于违法性行为。如果医生没有通知父母就提供避孕药，那么他在干扰父母实施职责的能力。

4. 父母由于身为父母有权知道。

> ……最了解少女和最能影响少女的父母有资格实施控制、监督、指导和建议的家长权利，以便在可能的情况下，使少女在年龄更大之前避免性行为。

对医生来说，为少女保密“将会构成对父母做决定的权利”以及“通过控制、指导和建议影响少女行为的家长权利构成违法干涉”。

“对一个 16 岁以下少女来说有很多事要实践，” 他说，“但是性并不是其中之一。”我想他可能指的是钢琴练习。

两位法官偏向吉利克了，还剩三位。

弗雷泽勋爵

弗雷泽勋爵不同意前面两位法官和吉利克的观点，倾向于 DHSS 的观点。他分离出了争论的三个方面。

1. 16 岁以下少女是否具有有效同意避孕建议及治疗的法定能力。
2. 未经父母同意向 16 岁以下少女提供这样的建议和治疗是否侵犯了父母的权利。
3. 未经父母同意向 16 岁以下少女提供这样的建议和治疗的医生是否要承担刑事责任。

他逐一考虑了这些问题。在是否有法定能力提供有效同意的问题上，弗雷泽勋爵考虑了大量的立法条律，总结出没人提供过合法依据来证明16岁以下公民缺乏签署医学治疗同意书的能力，包括避孕药治疗。从坦波曼勋爵的论证中，他得出了相反的结论。他争辩说，“16岁以下少女能充分有效地同意性行为，使得与其发生关系的男性并不构成强奸罪”（尽管他还是犯了轻一点的罪）。

弗雷泽勋爵争辩说，父母控制孩子的权利的合法基础在于

为了孩子的利益，并且这些权利只在它们使父母尽到了对孩子的责任时才是正当的……实际上父母对孩子的控制程度因为孩子的理解力和智力而存在着相当大的差异，在我看来，法庭不承认这些事实是非常不现实的。社会习惯改变了，法律也应该随之改变，事实上当主要变化发生时，法律确实也变化了。

在考虑了以上多种判决后，弗雷泽勋爵继续写道：

一旦父母相对未成年孩子的绝对权威被禁止，上述问题的解决不能再依赖于特定年龄段绝对的父母权利的实现。解决方法依赖于对什么是特定孩子最大福利的判断。没有人怀疑，当然我也不怀疑，在大多数案例中，能对孩子最大福利做出判断的是他们的父母。我也不怀疑任何16岁以下孩子的重要医疗应该有其父母同意才能实施。但是……吉利克夫人……必须证明父母绝对否决权的正当性。但是在某些情况下相对于父母来说，医生对女孩幸福的医学建议和治疗有更好的判断。众所周知，男孩和女孩经常不愿向父母倾诉有关性的问题……可能会有这样的

案例……医生觉得……这个少女[16岁以下]没有禁欲的现实可能。如果是那样的情况，强烈希望在这些案例中医生有资格在必要时不经父母同意甚至知晓，向少女提供避孕建议及治疗以保障她的最大利益。

他反驳了布兰顿勋爵所谓的向16岁以下少女提供避孕药或避孕建议的医生因为协助和教唆违法性行为而违反了《性侵犯法案》(1956)。

这取决于医生的意图；涉案医生试图诚实地做符合女孩最大利益的事，而我认为提供避孕建议或治疗的医生不可能抱着犯罪的目的……

斯卡曼勋爵

在16岁以下孩子的能力问题上，斯卡曼勋爵比弗雷泽勋爵考虑得更为具体：

我持有这样的观点：根据法律，父母有权决定未满16岁的孩子是否可以接受医学治疗，在孩子取得足够的理解力和智力能完全明白他们所面临的情况的时候，父母的该项权利即告终止。

他总结说，遵循DHSS的指导不会使医生侵犯到父母的任何权利。

斯卡曼同意弗雷泽的观点。还剩一个观点了。

布里奇勋爵

布里奇勋爵提出了一个其他法官没有直接涉及的问题。他考虑了在存在伦理和社会问题的案例中(正如在审理的这个案件),法律判决的角色。他写道:

> 如果政府部门……公布……在法律中错误的建议,那么法庭……拥有改正法律错误的权利……在法律主张与社会和伦理争论混杂在一起的案例中,在我看来,法庭应当尽量克制地实施它的权力,仅限于决定法律主张是不是错误的并避免……在社会和伦理争论中表达权威观点,因为在此领域中它没有权利作权威评判……

给了上述警告后,他与布兰顿勋爵持相反意见并同意弗雷泽和斯卡曼勋爵的意见。

DHSS 赢了,吉利克输了:三比二。

索引

（条目后的数字为原文页码）

A

B

D

E

F

H

I

J

K

L

M

N

O

P

Q

R

S

T

U

V

W

Z

Tony Hope

MEDICAL ETHICS

A Very Short Introduction

This book is dedicated to my parents, Marion and Ronald Hope, who inspired my love of reading and reasoning.

LORD FOPPINGTON: Why, that's the fatigue I speak of, madam. For 'tis impossible to be quiet, without thinking: now thinking is to me the greatest fatigue in the world.

AMANDA: Does not your lordship love reading then?

LORD FOPPINGTON: Oh, passionately, madam. – But I never think of what I read.

BERINTHIA: Why, how can your lordship read without thinking?

LORD FOPPINGTON: O Lard! – can your ladyship pray without devotion, madam?

AMANDA: Well, I must own I think books the best entertainment in the world.

LORD FOPPINGTON: I am so very much of your ladyship's mind, madam, that I have a private gallery (where I walk sometimes) is furnished with nothing but books and looking glasses. Madam, I have gilded 'em, and ranged 'em so prettily, before Gad, it is the most entertaining thing in the world to walk and look upon 'em.

AMANDA: Nay, I love a neat library, too; but 'tis, I think, the inside of the book should recommend it most to us.

LORD FOPPINGTON: That, I must confess, I am nat altogether so fand of. Far to mind the inside of a book, is to entertain one's self with the forced product of another man's brain.

(John Vanbrugh, *The Relapse*, Act II, scene I)

Contents

Acknowledgements

I would like to thank the following. M. T. V. Hart who introduced me to philosophy; Jonathan Glover, whose philosophy tutorials are amongst the most stimulating intellectual experiences in my life; Mike Gaze who supervised my Ph.D. and who showed me how experimental science and theoretical ideas could work together in creative tension; Rosamond Rhodes, Stefan Baumrin, and their colleagues at Mount Sinai Medical School in New York whose annual conference provided a critical but supportive forum for developing several of the ideas in this book; Arthur Kuflik, whose incisive comments, at all levels, on the draft manuscript helped me make many improvements; Caroline Miles for her unstinting, imaginative and skilful support in developing practical medical ethics in Oxford.

I have been stimulated and educated by discussions with many colleagues and friends, including: Julian Savulescu, Mike Parker, John McMillan, Guy Widdershoven, Roger Crisp, Martyn Evans, Bill Fulford, Don Hill, Andreas Hasman, Anne Slowther, Jacinta Tan, Clive Baldwin, Ranaan Gillon, Ken Boyd, Tom Murray, Murray Longmore, Richard Ashcroft, Theo Schofield, Sarah Ford, Catherine Hood, Iain Chalmers.

I would like to thank all those at Oxford University Press who have helped to make this book possible and who have given their support and advice, including Shelley Cox; Emma Simmons, Debbie Protheroe,

Marsha Fillion, and Alison Langton; and Peter Butcher of RefineCatch Limited.

Finally I would like to thank my wife, Sally, and daughters Katy and Beth for their support, detailed discussions, and inspiration.

List of illustrations

The publisher and the author apologize for any errors or omissions in the above list. If contacted they will be pleased to rectify these at the earliest opportunity.

Chapter 1
On why medical ethics is exciting

> 'I don't have a lot of time for thinking about things' he said with a defensive edge creeping into his tone. 'I just scatter my hundreds and thousands before the public. Philosophy I leave to the drunks.'
>
> (Ice-cream stall owner, in Malcom Pryce, *Aberystwyth Mon Amour*)

Medical ethics will appeal to many temperaments: to the thinker and to the doer; to the philosopher and to the woman or man of action. It deals with some of the big moral questions: easing death and the morality of killing, for example. It takes us into the realm of political philosophy. How should health care resources, necessarily limited, be distributed, and what should be the process for deciding? It is concerned with legal issues. Should it always be a crime for a doctor to practise euthanasia? When can a mentally ill person be treated against his will? And it leads us to the major world issue of the proper relationships between rich and poor countries.

Modern medical science creates new moral choices, and challenges traditional views that we have of ourselves. Cloning has inspired many films and much concern. The possibility of making creatures that are part human and part from some other animal is not far off. Reproductive technologies raise the apparently abstract question of how we should think about the interests of those who are yet to be born – and who may never exist. This question leads us beyond medicine to consider our responsibilities towards the future of mankind.

Medical ethics ranges from the metaphysical to the mundanely practical. It is concerned not only with these large issues but also with everyday medical practice. Doctors get caught up in people's lives, and ordinary life is full of ethical tensions. An elderly woman with a degree of dementia suffers an acute life-threatening illness. Should she be treated in hospital with all the drugs and technology available; or should she be kept comfortable at home? The family cannot agree. There is nothing in this case likely to hit the headlines; but, as Auden's Old Masters knew, the ordinary is what is important to most of us, most of the time. In pursuing medical ethics we must be prepared to grapple with theory, allowing time for speculation and the use of the imagination. But we must also be ready to be practical: able to adopt a no-nonsense, down-to-earth, approach.

My own interest in medical ethics started at the theoretical end of the spectrum when studying for a degree that included philosophy. But when I went to medical school my inclination turned more to the practical. Decisions had to be made, and sick people had to be helped. I trained as a psychiatrist and the ethics remained only as a thin interest squeezed into the corners of my working life as doctor and clinical scientist. As my clinical experience grew so I became increasingly aware that ethical values lie at the heart of medicine. Much emphasis during my training was put on the importance of using scientific evidence in clinical decision-making. Little thought was given to justifying, or even noticing, the ethical assumptions that lay behind the decisions. So I moved increasingly towards medical ethics, wanting medical practice, and patients, to benefit from ethical reasoning. I enjoy the highly theoretical, and I like to pursue reasoning back towards the general and the abstract; but I keep an eye to what makes a difference in practice. I discuss the

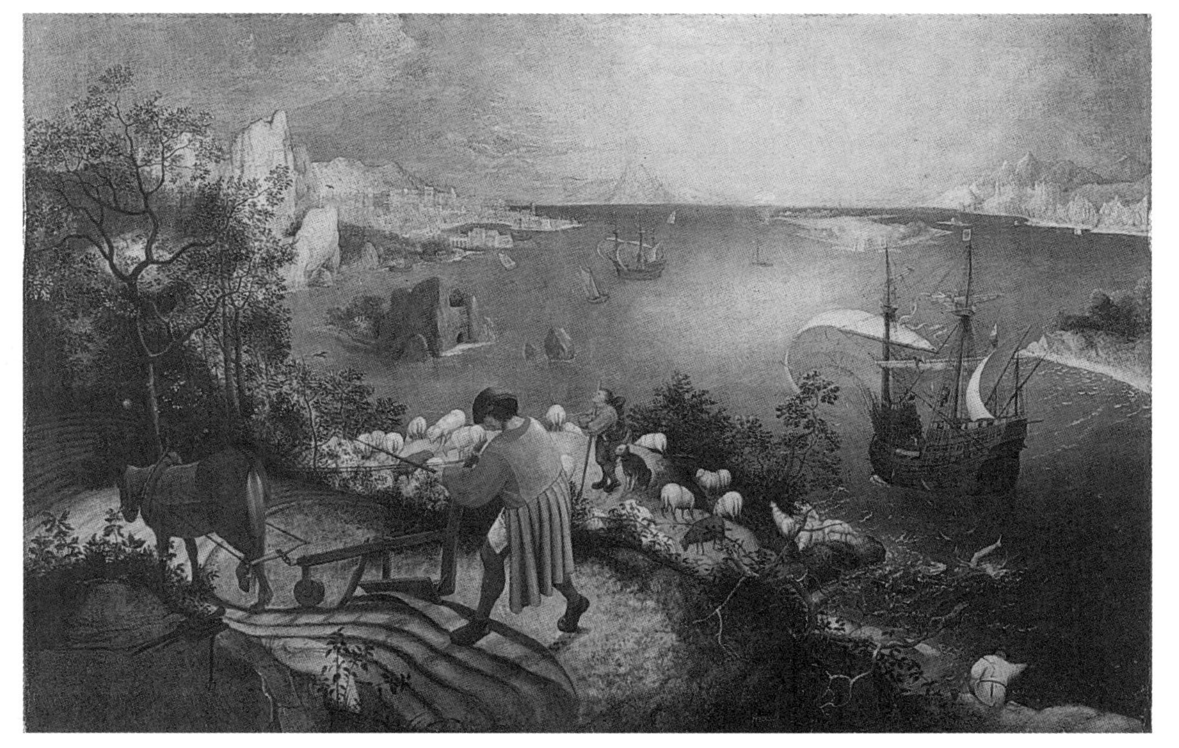

1. Medical ethics is about the ploughman as well as about Icarus (whose legs can just be seen disappearing into the sea). Brueghel, *Icarus* (1555).

philosophical minefield of the non-identity problem (Chapter 4), for example, because I believe it is relevant to decisions that doctors, and society, need to take.

The philosopher and cultural historian, Isaiah Berlin, begins an essay on Tolstoy with the following words:

> There is a line among the fragments of the Greek poet Archilocus which says: 'The fox knows many things, but the hedgehog knows one big thing'.

Berlin goes on to suggest that, taken figuratively, this distinction between the fox and the hedgehog can mark 'one of the deepest differences which divide writers and thinkers, and, it may be, human beings in general'. The hedgehog represents those who relate everything to a central vision,

> one system less or more coherent or articulate, in terms of which they understand, think and feel – a single, universal, organizing principle in terms of which alone all that they are and say has significance.

The fox represents

> those who pursue many ends, often unrelated and even contradictory, connected, if at all, only in some *de facto* way, . . . [who] lead lives, perform acts, and entertain ideas that are centrifugal rather than centripetal . . . seizing upon the essence of a vast variety of experiences . . . without . . . seeking to fit them into . . . any one unchanging, all-embracing, . . . unitary inner vision.

Berlin gives as examples of hedgehogs: Dante, Plato, Dostoevsky, Hegel, Proust, amongst others. He gives as examples of foxes: Shakespeare, Herodotus, Aristotle, Montaigne, and Joyce. Berlin goes on to argue that Tolstoy was a fox by nature but believed in being a hedgehog.

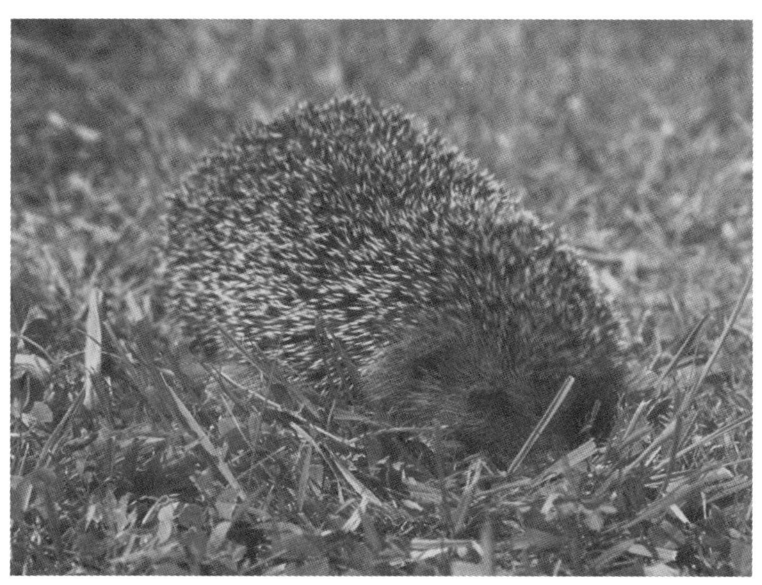

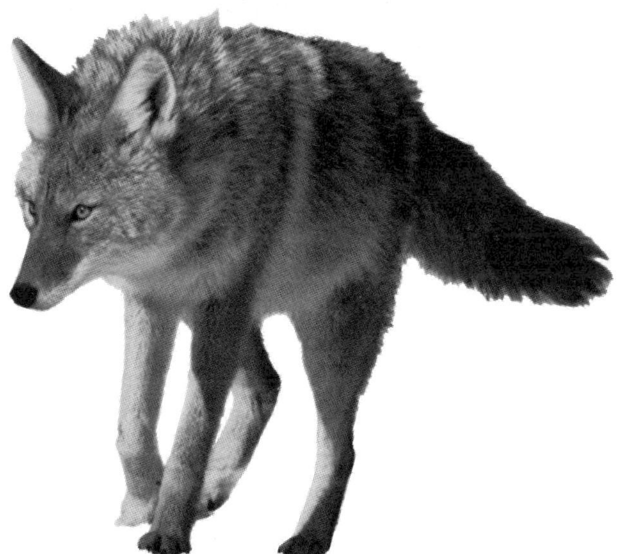

2. Are you a hedgehog or a fox?

I am a fox, or at least would like to be. I admire the intellectual rigour of those who try to produce a unitary vision, but I prefer the rich, contradictory, and sometimes chaotic visions of Berlin's foxes. I do not, in this book, attempt to approach the various problems I discuss from one single moral theory. Each chapter considers an issue on which I argue for a particular position, using whatever methods of argument seem to me to be the most relevant. I have covered different areas in different chapters: genetics, modern reproductive technologies, resource allocation, mental health, medical research, and so on; and have looked at one issue in each of these areas. At the end of the book I guide the reader to other issues and further reading. The one perspective that is common to all the chapters is the central importance of reasoning and reasonableness. I believe that medical ethics is essentially a rational subject: that is, it is all about giving reasons for the view that you take, and being prepared to change your views on the basis of reasons. That is why one chapter, in the middle of the book, is a reflection on various tools of rational argument. But although I believe in the central importance of reasons and evidence, even here the fox in me sounds a note of caution. Clear thinking, and high standards of rationality, are not enough. We need to develop our hearts as well as our minds. Consistency and moral enthusiasm can lead to bad acts and wrong decisions if pursued without the right sensitivities. The novelist, Zadie Smith, has written:

> There is no bigger crime, in the English comic novel, than thinking you are right. The lesson of the comic novel is that our moral enthusiasms make us inflexible, one-dimensional, flat.

This is a lesson we need to take into any area of practical ethics, including medical ethics.

What better place to start this tour of medical ethics than at the end, with the thorny issue of euthanasia?

Chapter 2
Euthanasia: good medical practice, or murder?

> Good deeds do not require long statements; but when evil is done the whole art of oratory is employed as a screen for it.
>
> (Thucydides)

The practice of euthanasia contradicts one of the oldest and most venerated of moral injunctions: 'Thou shalt not kill'. The practice of euthanasia, under some circumstances, is morally required by the two most widely regarded principles that guide medical practice: respect for patient autonomy and promoting patient's best interests. In the Netherlands and Belgium active euthanasia may be carried out within the law.

Outline of the requirements in order for active euthanasia to be legal in the Netherlands

1. **The patient must face a future of unbearable, interminable suffering.**
2. **The request to die must be voluntary and well-considered.**
3. **The doctor and patient must be convinced there is no other solution.**
4. **A second medical opinion must be obtained and life must be ended in a medically appropriate way.**

In Switzerland and in the US state of Oregon, physician-assisted suicide, that cousin of euthanasia, is legal if certain conditions are met. Three times in the last 100 years, the House of Lords in the UK has given careful consideration to the legalization of euthanasia, and on each occasion has rejected the possibility. Throughout the world, societies founded to promote voluntary euthanasia attract large numbers of members.

Playing the Nazi card

There is a common, but invalid, argument against euthanasia that I call 'playing the Nazi card'. This is when the opponent of euthanasia says to the supporter of euthanasia: 'Your views are just like those of the Nazis'. There is no need for the opponent of euthanasia to spell out the rhetorical conclusion: 'and therefore your views are totally immoral'.

Let me put the argument in a classic form used in philosophy and known as a syllogism (I will say more about syllogisms in Chapter 5):

Premise 1: Many views held by Nazis are totally immoral.
Premise 2: Your view (support for euthanasia under some circumstances) is one view held by Nazis.
Conclusion: Your view is totally immoral.

This is not a valid argument. It would be valid only if all the views held by Nazis were immoral.

I will therefore replace premise 1 by premise 1* as follows:

Premise 1*: All views held by Nazis are totally immoral.

In this case the argument is *logically* valid, but in order to assess whether the argument is *true* we need to assess the truth of premise 1*.

There are two possible interpretations of premise 1*. One interpretation is a version of the classic false argument known as *argumentum ad hominem* (or *bad company fallacy*): that a particular view is true or false, not because of the reasons in favour or against the view, but by virtue of the fact that a particular person (or group of people) holds that view (see Warburton, 1996). But bad people may hold some good views, and good people may hold some bad views. It is quite possible that a senior Nazi was vegetarian on moral grounds. This fact would be irrelevant to the question of whether there are, or are not, moral grounds in favour of vegetarianism. What is important are the reasons for and against the particular view, not the person who holds it. Hitler's well-known vegetarianism, by the way, was on health, not on moral, grounds (Colin Spencer, 1996).

The other, more promising, interpretation of premise 1* is that those views that are categorized as 'Nazi views' are all immoral. Some particular Nazis may hold some views about some topics that are not immoral, but those would not be 'Nazi views'. The Nazi views being referred to are a set of related views, all immoral, that are driven by racism and involve killing people against their will and against their interests. Thus, when it is said that euthanasia is a Nazi view, what is meant is that it is one of these core immoral views that characterize the immoral Nazi worldview. The problem with this argument, however, is that most supporters of euthanasia – as it is practised in the Netherlands for example – are not supporting the Nazi worldview. Quite the contrary. Those on both sides of the euthanasia debate agree that the Nazi killings that took place under the guise of 'euthanasia' were grossly immoral. The point at issue is whether euthanasia in certain specific circumstances is right or wrong, moral or immoral. All depends on being clear about these specific circumstances and being precise about what is meant by euthanasia. Only then can the arguments for and against legalizing euthanasia be properly evaluated. What is needed is some conceptual clarity.

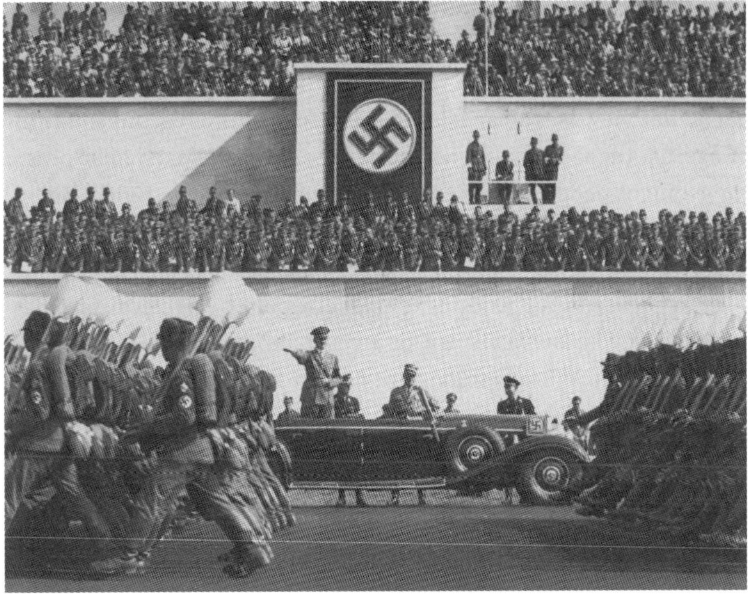

3. Those opposed to active voluntary euthanasia often play the 'Nazi card'.

Clarifying concepts in the euthanasia debate

Let us begin with some definitions (see next page). The purpose of these is twofold: to make distinctions between different kinds of euthanasia; and to provide us with a precise vocabulary. Such precision is often important in evaluating arguments and reasons. If a word is used in one sense at one point in the argument, and in another sense at another point in the argument, then the argument may look valid when in fact it is not.

If you study these definitions it will be immediately clear that playing the Nazi card rides roughshod over some important distinctions. The first point is that the term euthanasia, at least as I am suggesting that it should be used, implies that the death is for the person's benefit. What the Nazis did was to kill people without any consideration of benefit to the person killed. The second point

Euthanasia and suicide: some terms

Euthanasia comes from the Greek *eu thanatos* meaning good or easy death.

Euthanasia:
X intentionally kills Y, or permits Y's death, for Y's benefit.

Active euthanasia:
X performs an action which itself results in Y's death.

Passive euthanasia:
X allows Y to die. X withholds or withdraws life-prolonging treatment.

Voluntary euthanasia:
Euthanasia when Y competently requests death himself, i.e. a competent adult wanting to die.

Non-voluntary euthanasia:
Euthanasia when Y is not competent to express a preference, e.g. Y is a severely disabled newborn.

Involuntary euthanasia:
Death is against Y's competent wishes, although X permits or imposes death for Y's benefit.

Suicide:
Y intentionally kills himself.

Assisted suicide:
X intentionally helps Y to kill himself.

Physician assisted suicide:
X (a physician) intentionally helps Y to kill himself.

(Adapted from T. Hope, J. Savulescu, and J. Hendrick, *Medical Ethics and Law: The Core Curriculum* (Churchill Livingstone, 2003).)

is that euthanasia can be voluntary, involuntary, or non-voluntary. The third point is that it can be active or passive. Let us start with the first point.

Patients' best interests

Can it be in someone's best interests to die? I believe it can. The courts believe it can. Most doctors, nurses, and relatives believe it can. The question arises quite frequently in health care. A patient with an incurable and fatal disease may reach a stage where she will die within a day or two, but could be kept alive, with active treatment, for a few weeks more. This situation might occur because the patient gets a chest infection, or because there is a chemical imbalance in her blood, in addition to the underlying fatal disease. Antibiotics, or intravenous fluids, might treat this acute problem although they will do nothing to stop the progress of the underlying disease. All those caring for the patient will often agree that it is in the patient's best interests to die now rather than receive the life-extending treatment. The decision not to treat is even more straightforward if the patient's quality of life is now very poor, perhaps because of sustained and untreatable difficulty in breathing – a distressing feeling that is often more difficult to ameliorate than severe pain. If, however, we thought that it was in the patient's best interests to continue to live, rather than to die within days, we ought to give the life-extending treatment. But we do not think this: we believe it is in her best interests to die now rather than receive the life-extending treatment, because her quality of life, due to the underlying fatal illness, is so poor.

Respecting a patient's wishes

Most countries that put a value on individual liberty allow competent adults to refuse any medical treatment even if such treatment is in the patient's best interests; even if it is life-saving. A Jehovah's Witness, for example, may refuse a life-saving blood transfusion. If doctors were to impose treatment against the will of a competent patient then the doctor would be violating the bodily integrity of the person without consent. In legal terms this would amount to committing a 'battery'.

Passive euthanasia is widely accepted

The withholding, or withdrawing, of treatment is widely accepted as morally right in many circumstances. And it is protected in English law. There are two grounds on which it is accepted:

(1) that it is in the patient's best interests; and
(2) that it is in accord with the patient's wishes.

Either of these two conditions is sufficient reason to support passive euthanasia.

In common with widespread medical practice, I believe that there are circumstances when it is in a person's best interests to die rather than to live. I also believe that a competent person has the right to refuse life-saving treatment. Withholding or withdrawing treatment from a patient is justified in either set of circumstances, even though this will lead to death.

If I am right (and the law in England, the US, Canada, and many other countries supports this position) then why was Dr Cox, a caring English physician, convicted of attempted murder?

What Dr Cox did

Lillian Boyes was a 70-year-old patient with very severe rheumatoid arthritis. The pain seemed to be beyond the reach of painkillers. She was expected to die within a matter of days or weeks. She asked her doctor, Dr Cox, to kill her. Dr Cox injected a lethal dose of potassium chloride for two reasons:

(1) out of compassion for his patient, and
(2) because this is what she wanted him to do.

Dr Cox was charged with, and found guilty of, attempted murder. (The reason for not charging him with murder was that, given her condition, Lillian Boyes could have died from her disease and not from the injection.)

The judge, in directing the jury, said:

> Even the prosecution case acknowledged that he [Dr Cox] . . . was prompted by deep distress at Lillian Boyes' condition; by a belief that she was totally beyond recall and by an intense compassion for her fearful suffering. Nonetheless . . . if he injected her with potassium chloride for the primary purpose of killing her, or hastening her death, he is guilty of the offence charged [attempted murder] . . . neither the express wishes of the patient nor of her loving and devoted family can affect the position.

This case clearly established that active (voluntary) euthanasia is illegal (and potentially murder) under English common law. It is noteworthy that the patient was competent and wanted to be killed; close and caring relatives and her doctor (as well as the patient) believed it to be in her best interests to die, and the court did not dispute these facts.

The key difference, on which much legal and moral weight is placed, between the case of Dr Cox and the examples of withholding and withdrawing treatment that are a normal and perfectly legal part of medical practice, is that Dr Cox *killed* Lillian Boyes, and did not simply allow her to die.

Mercy killing

Moral philosophers use 'thought experiments'. These are imaginary and sometimes quite unrealistic situations that tease out and examine the morally relevant features of a situation. They are used to test the consistency of our moral beliefs. The thought experiment that I want you to consider is a case, like the Cox case, of mercy killing.

Mercy killing: the case of the trapped lorry driver

A driver is trapped in a blazing lorry. There is no way in which he can be saved. He will soon burn to death. A friend of the driver is standing by the lorry. This friend has a gun and is a good shot. The driver asks this friend to shoot him dead. It will be less painful for him to be shot than to burn to death.

I want to set aside any legal considerations and ask the purely moral question: should the friend shoot the driver?

There are two compelling reasons for the friend to kill the driver:

1. It will lead to less suffering.
2. It is what the driver wants.

These are the two reasons we have been considering with regard to justifying passive euthanasia. What reasons might you give for believing that the friend should not shoot the driver? I will consider seven reasons.

1. The friend might not kill the driver but might wound him and cause more suffering than if he had not tried to kill him.
2. There may be a chance that the driver will not burn to death but might survive the fire.
3. It is not fair on the friend in the long run: the friend will always bear the guilt of having killed the driver.
4. That although this seems to be a case where it might be right for the friend to kill the driver it would still be wrong to do so; for unless we keep strictly to the rule that killing is wrong, we will slide down a slippery slope. Soon we will be killing people when we mistakenly believe it is in their best interests. And we may slip further and kill people in our interests.

5. The argument from Nature: whereas withholding or withdrawing treatment, in the setting of a dying patient, is allowing nature to take its course, killing is an interference in Nature, and therefore wrong.
6. The argument from Playing God, which is a religious version of the argument from Nature. Killing is 'Playing God' – taking on a role that should be reserved for God alone. Letting die, on the other hand, is not usurping God's role, and may, when done with care and love, be enabling God's will to be fulfilled.
7. Killing is in principle a (great) wrong. The difference between passive euthanasia and mercy killing is that the former involves 'allowing to die' and the latter involves killing; and killing is wrong – it is a fundamental wrong.

How good are these arguments? Let's consider them one by one.

Argument 1

It is true that in real life we cannot be certain of the outcome. If you rely on argument 1 then you are not arguing that mercy killing is wrong in principle, but instead that in the real world we can never be sure that it will end in mercy. I am happy to accept that we can never be absolutely sure that the shooting will kill painlessly. There are three possible types of outcome:

(a) If the friend does not shoot (or if the bullet completely misses) then the driver will die having suffered a considerable amount of pain – let us call this amount X.

(b) The friend shoots and achieves the intended result: that the driver dies almost instantaneously and almost painlessly. In this case the driver will suffer an amount Y where Y is much smaller than X – indeed Y is almost zero if we are measuring suffering from the moment when the friend shoots.

(c) The friend shoots but only wounds the driver, causing him overall an amount of suffering Z, where Z is greater than X.

It is because of possibility (c), according to argument 1, that it would be better that the friend does not shoot the driver.

We can now compare the situation where the friend does not shoot the driver with the situation where the friend does shoot. In the former case the total amount of suffering is X. In the latter case the amount of suffering is either Y (close to zero) or Z (greater than X). Thus, by shooting, the friend may bring about a better state of affairs (less suffering) or a worse state of affairs (more suffering). If what is important is avoiding suffering, then whether it is better to shoot or not depends on the differences between X, Y, and Z and the probabilities of each of these outcomes occurring. If almost instantaneous death is by far the most likely result from shooting, and if the suffering level Z is not a great deal more than X, then it would seem right to shoot the driver because the chances are very much in favour that shooting will lead to significantly less suffering.

We can rarely be completely certain of outcomes. If this uncertainty were a reason not to act we would be completely paralysed in making decisions in life. It would be very unlikely, furthermore, that mercy killing in the medical setting (e.g. what Dr Cox did) would lead to more suffering. I conclude that argument 1 does not provide a convincing argument against voluntary active euthanasia.

Argument 2

Argument 2 is the other side of the coin from argument 1, and suffers the same weakness. The question of whether the chance that the driver might survive outweighs the greater chance that he will suffer greatly, and die, depends on what the probabilities actually are. If it is very unlikely that the driver will survive, then argument 2 is not persuasive.

Supporters of argument 2 might counter this conclusion by arguing that the weight to be given to the remote possibility of rescue from the burning lorry should be infinite. In that case, however low the probability of its occurring, the chance should be taken. There are three responses to this argument: first, what grounds are there for giving infinite weight to the possibility of rescue? Second, if we consider that very remote possibilities of rescue justify not shooting then we could equally well conclude that we should shoot. This is because it is also a remote possibility that the bullet, although intended to kill the driver, might in fact enable him to be rescued (e.g. through blowing open the cab door). Third, if argument 2 provides a convincing reason for rejecting mercy killing, it also provides a convincing reason for rejecting the withholding of medical treatment in all circumstances. This is because giving treatment might provide sufficient extension of life for a 'miracle' to occur and for the person to be cured and live healthily for very much longer.

Argument 3

The third argument fails because it begs the very question that is under debate. The friend should only feel guilt if shooting the driver were the wrong thing to do. But the point at issue is what is the right and wrong thing to do. If it is right to shoot the driver, then the friend should not feel guilty if he shot him (thus reducing the driver's suffering). The possibility of guilt is not a reason, one way or the other, for deciding how the friend should act. Rather we first have to answer the question of what is the right thing to do and only then can we ask whether the friend ought to feel guilty.

Argument 4

Argument 4 is a version of what is known as the 'slippery slope argument'. This is such an important type of argument in medical ethics that I will consider it in more detail in Chapter 5. I will distinguish two types of slippery slope – the logical, or conceptual, slope; and the empirical, or in-practice, slope. The types of reason needed to counter a slippery slope argument depend, as we shall see, on which type of argument is being advanced.

Arguments 5 and 6

The arguments from Nature and from Playing God have, like the slippery slope argument, a more general application in medical ethics. I will consider them in more detail later (Chapter 5).

Argument 7

Of all the arguments considered, it is only argument 7 that views killing as wrong in principle.

Is mercy killing wrong in principle?

At this stage we need to get clear what 'killing' means. Those who believe that mercy killing, but not the common medical practice of passive euthanasia, is wrong in principle do so on the grounds that mercy killing involves *actively* causing death rather than failing to prevent it.

But this is not sufficient. Consider the following medical situation. Morphine is sometimes given to patients close to death from an untreatable illness, in order to ensure that the patient suffers as little pain as possible. In addition to preventing pain, morphine also reduces the depth and frequency of breathing (through its action on the part of the brain that controls respiration). In some situations, although not all, morphine can have the foreseeable effect of shortening the patient's life, as well as reducing pain. A doctor who gave morphine to a terminally ill patient in order to reduce the suffering of the patient and foreseeing (although not intending) the earlier death of the patient, would not have broken the law. Indeed, giving morphine in these circumstances is often good clinical practice. And yet injecting morphine into a patient is just as active a thing to do as is injecting potassium chloride. The key difference is that, in the case of potassium chloride, the *intention* is for the patient to die – and this is the means to reducing the patient's suffering. In the case of morphine the intention is to relieve the pain; an earlier death is *foreseen but not intended*. That is,

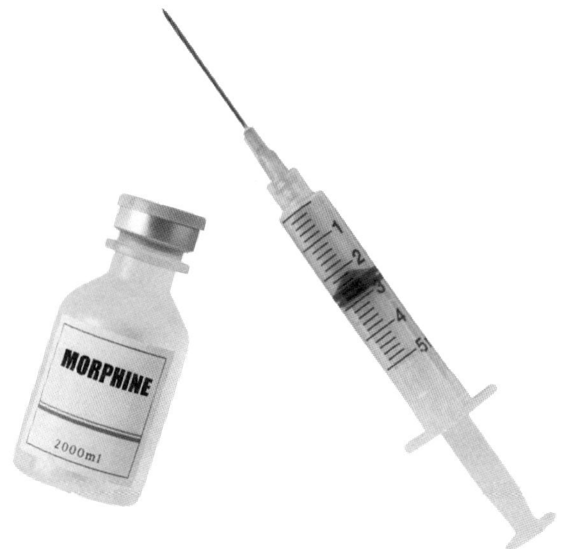

4. Dr A injects morphine (a powerful painkiller) intending to relieve pain and suffering for a dying patient, and foreseeing that the patient may die more quickly. Dr B injects morphine to hasten a dying patient's death in order to relieve pain and suffering. Is there a moral difference between what Dr A does and what Dr B does?

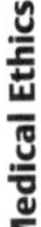

at any rate, how the law in England and many other countries sees it.

On this analysis, killing, as in mercy killing, involves two aspects: that what is done is a positive act (rather than simply an omission to act); and that death is intended (and not simply foreseen). Both these aspects are necessary to the definition of killing but neither by itself is sufficient.

In short, the argument to the effect that mercy killing is wrong in principle puts great moral importance on (1) the distinction between acts and omissions; and (2) the distinction between intending and foreseeing the death. Both the question of whether there is a moral, or even a conceptual, difference between acts and omissions on the one hand, or between intention and foresight on

Hypothetical cases (thought experiments) to examine the moral importance of the distinction between acts and omissions; and between intending and foreseeing an outcome

1. The cases of Smith and Jones

Smith sneaks into the bathroom of his 6-year-old cousin and drowns him, arranging things so that it will look like an accident. The reason Smith does this is that the death of his cousin will result in his coming into a large inheritance.

Jones stands to gain a similar large inheritance from the death of his 6-year-old cousin. Like Smith, Jones sneaks into the bathroom with the intention of drowning his cousin. The cousin, however, accidentally slips and knocks his head and drowns in the bath. Jones could easily have saved his cousin, but far from trying to save him, he stands ready to push the child's head back under. However, this does not prove necessary.

Is there a moral difference between Smith's and Jones's behaviour?

This pair of cases is used to support the view that there is no moral distinction between an act (killing) and an omission (failing to save) when the outcome and intention are the same.

2. The cases of Robinson and Davies

Robinson does not give £100 to a charity that is helping to combat starvation in a poor country. As a result, one person dies of starvation who would have lived had Robinson sent the money.

Davies does send £100 but also sends a poisoned food parcel for use by a charity that distributes food donations. The overall and intended result is that one person is killed from the poisoned food parcel and another person's life is saved by the £100 donation.

Is there a moral difference between what Robinson and Davies do? If there is, is this because Davies acts to kill, whereas Robinson only omits to act?

This pair of cases is used to counter the conclusion from the cases of Smith and Jones and to show that, even when the overall outcome is the same, an act (sending the poison parcel) together with the intention to kill is morally very much worse than the omission (failing to send charitable aid).

3. Sacrificing one to save five

The runaway train: A runaway train is approaching points on the railway line. If the points are not switched then the train will kill five people who are strapped to the line. If the points are switched the train will go along a different line and kill just one (different) person. There is no way of stopping the train; but you can switch the points so that one person, rather than five people, dies.

Should you switch the points?

Organ donation: One healthy person could be killed in order to use his organs to save the lives of five people with various types of organ failure.

Should you kill the healthy person and use his organs?

A common intuition is that it would be right to switch the points in the first case (so that fewer people die) but wrong to kill the healthy person in order to use his organs to save more lives. In both cases, however, by not acting five people die and by acting only one person dies. What justifies the common intuitions? This pair of examples is used in support of the view that the nature of the act can make enormous moral difference even when the outcome is the same.

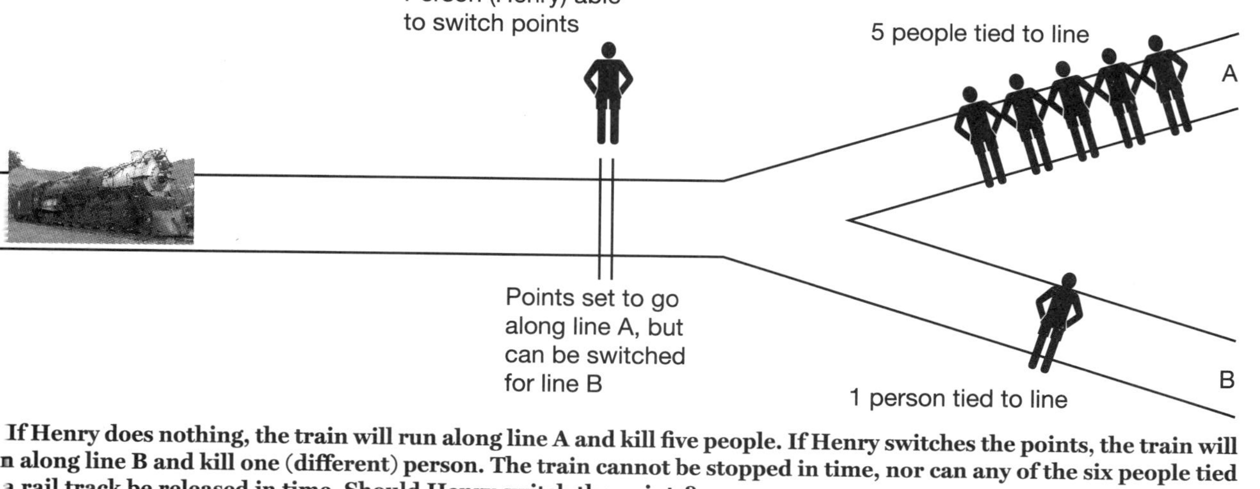

5. If Henry does nothing, the train will run along line A and kill five people. If Henry switches the points, the train will run along line B and kill one (different) person. The train cannot be stopped in time, nor can any of the six people tied to a rail track be released in time. Should Henry switch the points?

the other, have been much debated, and no single definitive position is generally agreed. The preceding box gives some of the thought experiments used by both sides in the argument. I do not want to discuss the general question of these moral distinctions – only where they are relevant to the euthanasia debate.

It is noteworthy that all these thought experiments involve killing, or failing to save, that is not for a person's benefit. Some of the examples, furthermore, involve killing one person to save another. In the setting of euthanasia, of course, this is not the situation. I know of no convincing thought experiment that shows a moral distinction between acts and omissions, or intention and foresight, which includes the following three key features of euthanasia:

(1) that the person whose act we are evaluating has a clear duty of care to the person who dies;
(2) that there is no issue of harming one person to benefit another;
(3) where death is in the best interests of the person who dies.

It is the harm of death that makes killing wrong

Opponents of euthanasia may ultimately rest their case on one basic principle: killing is morally wrong. They may accept that there are difficult cases when killing one person may save another – or many others. They may accept that in such circumstances killing may be the right thing to do. But in the case of euthanasia, no other person's life will be saved. The wrong of euthanasia is based on the wrong of killing, and is not balanced by saving any other life.

It is right that we have a strong intuition that killing is wrong. For most people dying now would be a great harm compared with continuing to live. The reason why killing is normally a great wrong is that dying is normally a great harm. The wrong of killing, however, is a result of the harm of dying, not vice versa. If, therefore, it is in the best interests of a patient to die now rather than suffer a prolonged and painful dying, then killing is no longer a wrong. In other words when death is a benefit, and not a harm, then killing is not a wrong. Those who argue that mercy killing is wrong in principle forget the conceptual link between the wrong of killing and harm of dying.

Conclusion

I reject the view that voluntary active euthanasia is wrong in principle on the grounds that this argument puts the cart before the horse: it is the harm of dying that makes killing a wrong and not the other way round. When suffering is the result of following a moral principle then we need to look very carefully at our moral principle and ask whether we are applying it too inflexibly. I believe this is what we are doing when we claim that voluntary active euthanasia is morally wrong. It is perverse to seek a sense of moral purity when this is gained at the expense of the suffering of others.

Chapter 3
Why undervaluing 'statistical' people costs lives

> Whether happiness be or be not the end to which morality should be referred – that it should be referred to an end of some sort, and not left in the dominion of vague feeling or inexplicable internal conviction, that it be made a matter of reason and calculation, and not merely of sentiment, is essential to the very idea of moral philosophy . . .
>
> (J. S. Mill, *London and Westminster Review*, 1838)

The cash value of life

In January 1997 Tony Bullimore was attempting to sail round the world in the Vendée Globe race. He had reached the dangerous and cold waters of the Southern Ocean, over 1,500 miles south of the Australian coast, when his boat was capsized by hurricane force winds and enormous waves. He spent four days trapped under its hull before he was rescued in the largest and most expensive such operation ever undertaken by the Australian defence forces. How much money should a civilized society be prepared to spend in order to save a life? Is the answer 'whatever it takes', or should there be a limit? When is the chance of success too low even to attempt a costly rescue operation?

Let me pose a more general question. What is the cash value of a human life? This question is a disturbing one to ask but,

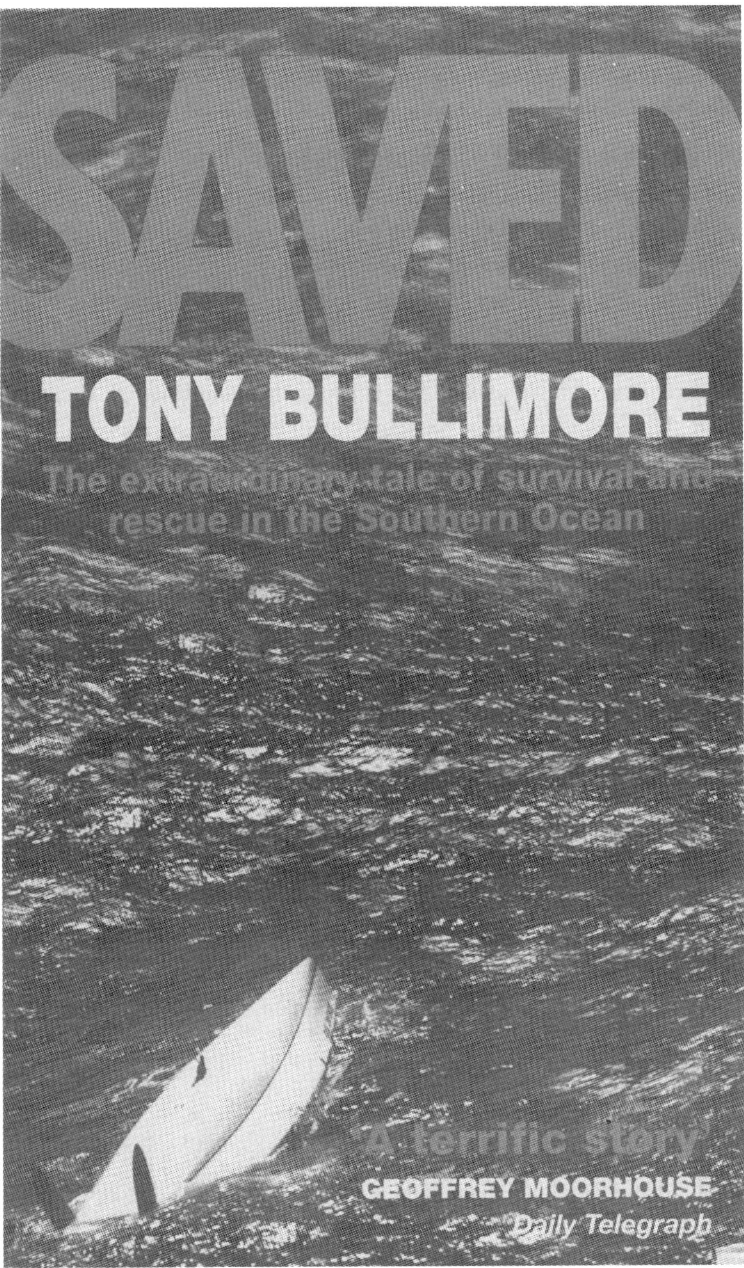

6. How much money should a civilized society be prepared to spend in order to save the life of one person?

paradoxically, there are situations where avoiding the question may cost lives, and allocating scarce medical resources is one of them.

There is no health care system in the world that has sufficient money to provide the best possible treatment for all patients in all situations, not even those that spend relatively large sums on health care (see box). New and better treatments are being developed all the time. On average, in the UK, about three new medicines are licensed each month. Almost all have some benefit over existing treatments and some will extend people's lives. Many of these new medicines are expensive. When is the extra benefit worth the extra cost? This question must be asked by all health care systems, whether private systems, such as 'managed care' in the US, or publicly funded systems, such as the British National Health Service.

If the best treatment cannot always be provided then choices have to be made. The general question of how our limited health care resources should be distributed is one of the most important in

National expenditure on health: examples of some of the wealthier nations

Country	*% GDP*	*per capita purchasing power ($)*
Australia	8.6	2085
Canada	9.3	2360
France	9.4	2043
Germany	10.3	2361
New Zealand	8.1	1440
Norway	9.4	2452
United Kingdom	6.8	1510
United States	12.9	4165

Data, for 1998, from OECD Health Data 2001

medical ethics. The quality and quantity of thousands of people's lives will be affected by the answers that we give.

Quality of life

Some medical treatments have little or no effect on life-span but improve quality of life: hip replacement for osteoarthritis is an example. One rather deep problem that faces us in thinking about the right way to distribute health resources is how we compare and evaluate the relative importance of improving quality of life *vis-à-vis* extending it. I am not going to tackle this issue, nor the problems associated with the measurements of quality of life in the first place. I will focus exclusively on life-extending treatments since there are more than enough problems in thinking about allocating resources to these treatments alone. There are many examples of life-extending treatments. Surgery for appendicitis extends life because without such surgery most people would die. Breast cancer screening can extend life because early detection and treatment can increase life-span. High blood pressure increases the risk of death from heart attack and stroke. Treatment that lowers blood pressure reduces, although it does not eliminate, this risk. Renal dialysis keeps those people alive whose kidneys no longer function adequately. Each year of dialysis is a year more life.

In control of a budget

Imagine that you are in charge of a health service for a particular population. You have a limited budget – you cannot afford the best treatment for all of the people all of the time. You have decided how to spend most of your budget and you have a few hundred thousand pounds left uncommitted. You sit down with your advisers to consider the best way of spending this last remaining tranche of money. There are three possibilities and you must choose one of them. The possibilities are:

(1) a new treatment for bowel cancer that gives the relevant patients a small but significant chance of increased life-expectancy;
(2) a new drug that lowers the chance of death from heart attack in people with genetically induced raised blood cholesterol;
(3) a new piece of surgical kit that ensures a lower mortality from a particularly difficult kind of brain surgery.

On what basis do you choose between these possibilities?

One approach that has a lot going for it is to say: there is no good reason to prefer one person's year of life over another person's, or to give any priority to people who would benefit from the bowel cancer treatment over people who have the genetically induced high blood cholesterol or to people with the brain tumour. In each case people stand to die prematurely and in each case the treatment increases the chance that they will live for longer. What we should do, therefore, is to spend the money so that we can 'buy' as many life years as possible. By doing this we are treating everyone fairly: we are valuing one year of life equally, regardless of whose life it is.

The distribution problem

Even amongst people (like me) who are attracted by this approach there is an issue that needs to be faced: the 'distribution problem'. Take a look at the three interventions described in the box.

Choosing between three interventions

Intervention 1	**benefits 10 people**	**total life years gained: 35**
Intervention 2	**benefits 15 people**	**total life years gained: 30**
Intervention 3	**benefits 2 people**	**total life years gained: 16**

Suppose that all these interventions cost the same and that we can only afford one of them. Suppose further that the distributions are as follows. The two people who are benefited by intervention 3 will enjoy 8 more years of life each. Of the ten people who are benefited by intervention 1, the average benefit is 3.5 years and the range is 2–4 years. Of the fifteen people who are benefited by intervention 2, the average benefit is 2 years and the range is 1 to 3 years. Which of the three interventions should we go for?

If we think that what we should do is to 'buy' the maximum number of life years that we can (the maximization view) then we should put our money into intervention 1 because we buy 35 life years, which is more than we will get if we spend the money on either of the other two interventions. Some might argue that intervention 2 is preferable because we help more people (15 as opposed to 10) although each person gains fewer extra years of life. Still others might argue that intervention 3 is the best option because the two people who are helped receive a really significant gain (eight years of life) whereas no one gains more than four years of life with either of the other two options. The question of whether it is only the total number of life years that matters, or whether the way in which those years are distributed between people is important, is known as 'the distribution problem'. Those who reject the maximization view have to specify how they balance the value in helping more people, but each gaining relatively less, against the value in helping fewer people, but each gaining relatively more. Except at extremes I am generally happy to go with maximizing the total number of life years and not worry too much about their distribution.

In being generally happy with using resources to maximize total number of life years I am in a minority – and no health care system in the world behaves remotely in this way. One problem with my position (the maximization view) takes us right back to Tony Bullimore and his attempt to sail round the world. My position gives no moral weight to what has been called 'The Rule of Rescue' – and yet this rule seems, intuitively, to be right.

The rule of rescue

The 'rule of rescue' is relevant to a situation where there is an identified person whose life is at high risk. There exists an intervention ('rescue') which has a good chance of saving the person's life. The value that is at the heart of 'the rule of rescue' is this: that it is normally justified to spend more per life year gained in this situation than in situations where we cannot identify who has been helped.

Consider two hypothetical, but realistic, situations in health care.

Intervention A (saves anonymous 'statistical' lives)

A is a drug which will change the chance of death by a small amount in a large number of people. For example, out of every 2,000 people in the relevant group, if A is not given then 100 people will die over the next few years. If A is given then only 98 will die. Although we know that drug A will prevent deaths we do not know which specific lives will be saved. Drug A is cheap – the cost per life year gained is £20,000. One example of a medical treatment like this is treatment that lowers moderately raised blood pressure. Another example is a class of medicines known as statins that lower blood cholesterol. Lowering blood pressure, and lowering cholesterol, reduce risk of heart attack, stroke, and death.

Intervention B (rescues an identified person)

B is the only effective treatment for an otherwise life-threatening condition. Those with the condition face a greater than 90 per cent chance of death over the next year if not given B. If given B then there is a good chance of cure – say 90 per cent. B is expensive. The cost per life year gained is £50,000. Renal (kidney) dialysis is an example of this type.

There are three, potentially relevant, differences between intervention A and intervention B. The first is that B saves lives within the next year, whereas the benefits of A are not realized for many years. This difference has some moral relevance. A few of those who might benefit from intervention A will die from some quite independent cause before any benefit from A could be gained. There are also problems in calculating the cost per life year gained when at least some of the costs of the intervention are borne years before the benefits are seen. This is because of monetary inflation. Both these effects can be allowed for in the calculation of cost per life year gained. Having made such allowances, there seems no good reason to value the saving of life years in the future any less than saving life years now.

The second difference between the interventions is that B will almost certainly save the lives of the relevant patients, but A only has a low probability of doing so. Thus B might be seen as giving greater benefit to individuals than A. I will argue, in a moment, that this is false.

The third difference is that intervention B benefits identifiable people. Intervention A benefits a proportion of patients within a group (e.g. those with raised blood pressure), but we cannot know who within the group will benefit (although we may know the likely proportion that will benefit).

According to the rule of rescue it may be right for a health care system to fund intervention B but not intervention A, even though B is more expensive in terms of life years gained. For example, the rule of rescue would provide justification for spending more per life year gained on treatments such as renal replacement therapy, than on treatments like statins.

In practice this is exactly what health care systems do. The British National Health Service provides renal dialysis at costs over £50,000 per life year gained, whilst paying for statins only for those with very high cholesterol levels. This is despite the fact that treatment with statins for those with moderately raised cholesterol levels would cost only about £10,000 per life year gained. In other words, if the money spent on some people for renal dialysis were, instead, spent on some people with moderately raised cholesterol, five times as many life years could be gained. But we don't do it – because we would feel that we had condemned the person needing dialysis to death; whereas all we would be doing in the case of statins is slightly lowering an already quite small chance of death.

The most powerful reason in support of the rule of rescue is that in the typical case the identified person, like Tony Bullimore, stands to gain a significant increase in chance of life, whereas in the typical case of saving anonymous 'statistical' lives no one stands to gain more than a small decrease in probability of death. I will put this argument in favour of the rule of rescue as strongly as I can. I will then say why I do not agree with it.

The strongest argument in favour of the rule of rescue

Premature death is, normally, a very significant harm indeed. But a very small chance of premature death is by no means a great harm – and we cannot claim that we need something which reduces by a very small amount the chance of premature death. All of us in our lives trade small increases in the chance of premature death against really quite small benefits. Consider the Sunday morning cyclist.

The Sunday morning cyclist

On Sunday mornings I cycle along the busy Banbury Road in my home town of Oxford to buy a newspaper. In doing this I am putting myself at (what I hope is) only a small extra risk of premature death. I am trading this extra risk against the pleasure and value of reading the Sunday morning paper. In balancing these two I find that the pleasure of the paper – a really rather small pleasure in my life – outweighs the extra risk of premature death. There seems nothing irrational in this. A very small chance of a terrible harm is itself only a small negative weight easily outweighed by other benefits.

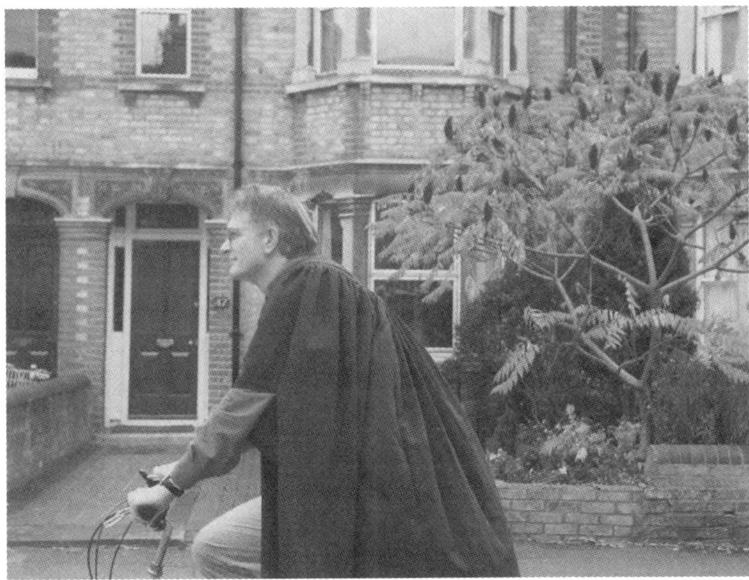

7. The Sunday morning cyclist on the way to buy a newspaper: a small extra risk of death is offset by the pleasure of reading the paper.

Most of us will take these small risks not only for our own benefit but for the benefit of others. Consider the friend's job application.

The friend's job application

Suppose that a friend is applying for a job which he is keen to get. To meet the application deadline it has to be in the postbox today. Owing to a severe bout of influenza, my friend cannot post it himself. To help him I cycle to his house to collect the application and post it. Again, this action increases by a very small amount my chance of premature death. This is easily outweighed by the value of helping my friend.

With these considerations in mind I will propose an argument in favour of a health care system paying for a 'rescue' intervention of type B (at, for example, a cost of £50,000 per life year gained) whilst refusing to pay for an anonymous 'statistical' intervention of type A (at, for example, a cost of only £20,000 per life year gained).

I will make the argument using the cholesterol-lowering drugs (statins) as an example of the anonymous 'statistical' intervention, and renal dialysis as an example of the rescue intervention.

Those who would benefit from treatment with statins gain very little – a very small reduction in the risk of premature death. The 'friend's job application' shows that we readily risk small changes in the chance of premature death, even for benefits to other people. If we ourselves stood to gain from the statins treatment (because we had moderately raised cholesterol levels) it would be reasonable, and not extraordinarily altruistic, for us to prefer that the money go not to provide us with statins but towards the cost of renal dialysis for someone who would otherwise die. From the point of view of those who have to decide how limited health care resources should be distributed, it certainly seems better to keep a few people alive (who would otherwise certainly die) than to reduce only slightly the chance of death of a large number of people, particularly when the risk of premature death is fairly low anyway.

Back to the distribution problem

The rule of rescue seems to be a particular example of the distribution problem. Most people reject maximizing life years gained (which would favour paying for statin treatment). Essentially, the intuitive appeal is as follows: it is better to provide a great benefit (continuing life in people who would otherwise certainly die) to a few people than a trivial benefit (a small reduction in chance of premature death) in a large number of people.

Why I disagree with the rule of rescue

Despite the strong intuitive appeal of the rule of rescue, and the arguments that I have outlined in favour of it, I stick by my preference for maximizing benefit. I will argue for my position by considering a counter-example to this conclusion: the case of the trapped miner.

The case of the trapped miner

Consider the case of the trapped miner (see box). Suppose that the facts are these (perhaps not entirely realistic). There is a small risk of death to those in the rescue party, and this risk varies according to the size of the rescue party. If there were 100 rescuers there would be a 1:1,000 chance for each rescuer of death. If there were 1,000 rescuers each would face a 1:2,000 chance of death. If 10,000 rescuers then each would face a 1:5,000 chance of death. If 100,000 rescuers (an extraordinarily large rescue party – but this is a 'thought experiment' to test a theoretical point) then each would face a 1:10,000 risk.

Thus, the larger the size of the rescue party, the smaller the risk of death faced by each individual rescuer. It is also the case, however, that the larger the size of the rescue party, the more people are likely to die in the rescue attempt. With a rescue party of 100,000, each member of the rescue party faces a very small risk of death – well within the risks that we normally take for much less important gains than saving a life. However, with such a rescue party, about ten people are likely to die in order to save the life of the one trapped miner.

The case of the trapped miner

A miner lies trapped following an accident. Without rescue he will die. Given a sufficiently large rescue party the miner can be saved.

Take a moment to consider the following questions:

1. **Do you think you should join the rescue party if you faced a 1:10,000 risk of death in so doing?**
2. **Is there any further key information you need to know before you can answer the first question?**

If we assume that most people are altruistic at least to a small extent, and most people will accept a very small level of risk of personal death in order to save another's life; and if we assume, further, that most people, given the choice, would like to face as low a personal risk of death as possible, then respecting the wishes of each potential member of the rescue party would have the following result. The wishes of potential members of the rescue party would be most respected by putting together an enormous rescue party in order to save the trapped miner – at the expense of many lives.

Thus, if the issue of rescue is seen simply as a question of balancing individual risks for each rescuer against the benefit to the individual of being rescued, then it would seem right to pursue a policy which overall was very costly in terms of lives lost.

Suppose that a senior army officer will lead the rescue. If that army officer were to coordinate the rescue, with the foreseeable result that more people would die in the attempt to rescue than would be saved by the rescue, then the army officer might reasonably be criticized, even if the rescue party were made up entirely of

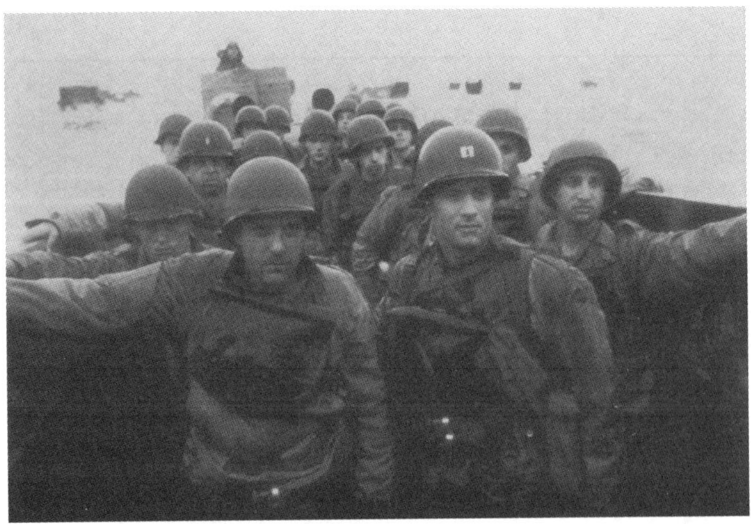

8. Saving Private Ryan: should the lives of many be risked to save one?

volunteers who knew and accepted the risk to themselves. He would have been responsible for a rescue operation that caused, and had been expected to cause, more deaths amongst the rescuers than the number of people who were rescued. Leading such a rescue even with fully informed volunteers is highly problematic from a moral point of view.

Further key information

Let me return to the second question I asked about the case of the trapped miner: is there any further key information you need before answering the first question? I think you should know not only your personal risk in joining the rescue party, but also the size of the rescue party. Because if the rescue party needs only ten people and each member has a risk of 1:10,000 of dying then the miner's life will be saved with (almost certainly) no loss of life. But if the rescue party needs to be 100,000 strong then almost certainly many lives will be lost in rescuing the one miner. I would be much happier (from the moral point of view) volunteering for the first rescue party than the second.

Back to health care

Let us reconsider statins and renal dialysis. It is not clear that those who could benefit from the anonymous 'statistical' intervention (e.g. statins) have voluntarily agreed to forgo their treatment in order for identifiable patients to receive expensive life-extending treatment. A health care system that spends more per year of life gained on rescue treatments (such as renal dialysis) than on 'statistical' treatments is effectively volunteering those who would benefit from the preventive treatment to take part in a 'rescue party' for those requiring the rescue treatment. Because of limited resources, any health care system, in making decisions about treatments which extend people's lives, has to extend some people's lives at the expense of other people's lives. In the absence of a clear mandate from the group of people who stand to lose by a particular decision, it seems to me that the core principle must be that those decisions should be taken which overall maximize the number of life years gained. And even if there were such a clear mandate (which there is not) it remains questionable, as with the army officer leading the rescue operation with fully informed volunteers, whether it would be right for a health care system to let more die to save fewer.

A counter-intuitive conclusion

But can we accept this conclusion? Let's go back to Tony Bullimore and the dramatic and successful rescue undertaken by the Australian defence forces. Only a stone-hearted theorist could read Bullimore's account and conclude that it was wrong to mount such a rescue. The Australian defence forces were right to spend millions of tax-payers' dollars. In the same way it is right for a society to spend £50,000 a year to keep a patient alive on renal dialysis. How could we stand by and say to a patient: we could keep you alive for many years but we will not provide the necessary money – we have other priorities. And how could we say this to the relatives who would be bereaved?

This seems very different from the situation of the patient with moderately raised cholesterol. Without treatment the chances are that the person will not have a heart attack and die. By refusing the treatment we are not condemning him to death as we are the person who needs renal dialysis.

But the logic of the case of the trapped miner refutes this. It is true that if we do not provide treatment for the raised cholesterol we will not know which specific people die as a result of lack of treatment, nor which relatives have been bereaved. But we do know that there are such people.

Enlarging our moral imagination

So how do we square the circle? What do we learn from our empathy with Tony Bullimore or a person with renal failure? The answer, I think, is not that we should become stone-hearted logicians and refuse to attempt the rescue of Bullimore or to provide renal dialysis. It is right that our moral imagination and our human sympathy are awakened. What we should learn from the logic of the case of the trapped miner is that our moral imagination must also be awake to the sadness of lives cut short, and relatives bereaved, because we did not provide treatment for moderately raised cholesterol. Deaths are not less significant because we cannot put a face or a name to the person whose life could have been saved.

Health care is good value for money. The lesson we should learn from our empathy for those in need of rescue is to widen our moral imaginations. We rightly respond to the person in distress by being prepared to spend money to save a life. We should respond in the same way to prevent 'statistical' deaths, for such deaths are real people and the friends and relatives who are left behind mourn in just the same way.

Chapter 4
People who don't exist; at least not yet

> The minutest philosophers, who, by the by, have the most enlarged understandings, (their souls being inversely as their enquiries) shew us incontestably, the HOMUNCULUS ... may be benefited, – he may be injured, – he may obtain redress; – in a word, he has all the claims and rights of humanity, which *Tully*, *Puffendorf*, or the best ethick writers allow to arise out of that state and relation.

The story of medical ethics begins before conception. In the opinion of Tristram Shandy, a person's character, and the life he will enjoy, is shaped by the parents' thoughts during copulation. Tristram complains:

> I wish either my father or my mother, or indeed both of them, as they were in duty both equally bound to it, had minded what they were about when they begot me; had they duly consider'd how much depended upon what they were then doing; – that not only the production of a rational Being was concerned in it; but that possibly the happy formation and temperature of his body, perhaps his genius and the very cast of his mind: – and, for aught they knew to the contrary, even the fortunes of his whole house might take their turn from the humours and dispositions which were then uppermost ... *Pray, my Dear*, quoth my mother, *have you not forgot to wind up the clock?* – *Good G—!* cried my father, making an exclamation, but taking care to moderate his voice at the same time,

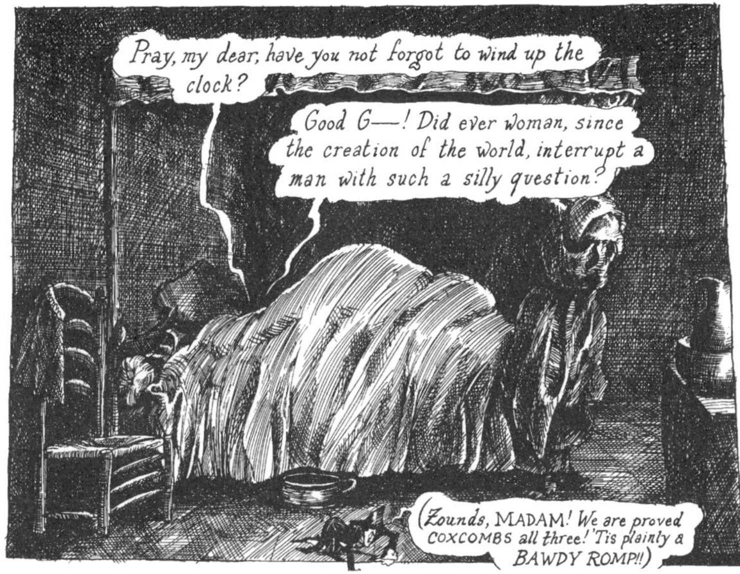

9. Doctors must 'mind what they are about' when they help a woman to conceive.

> *– Did ever woman, since the creation of the world, interrupt a man with such a silly question?*

The Human Fertilisation and Embryology Act 1990 (HFEA) – the law that governs assisted reproduction services in the UK – requires doctors to mind what they are about when they help a woman to conceive a child. The Act states: 'A woman shall not be provided with treatment services unless account has been taken of the welfare of any child who may be born as a result of the treatment (including the need of that child for a father) . . . '

A great deal of brouhaha was created in the British press when a post-menopausal woman aged 59 years went to a private fertility clinic in Italy to be helped to conceive a child (in fact she subsequently gave birth to twins). 'Think of the poor children who will be born' was one response 'they will be the laughing stock of their friends when they are met at the school gate by such an elderly mother'. According to one member of the Human Fertilisation and Embryology Authority (which oversees fertility clinics), concern for the welfare of the potential children rules out fertility treatment for elderly women.

The welfare of children is so important a consideration in our moral thinking that the wording of the HFEA may seem unproblematic: but this is not so. When assisting conception it is not the welfare of an actual child that is under consideration, it is the welfare of a child that may exist at a later time, if indeed there will later exist any such child at all. It turns out that a consideration of the welfare of children who may exist at a later time is a very slippery customer indeed.

The analogy with adoption

In the early days of in-vitro fertilization (IVF) – the technique that led to the idea of test-tube babies – a Manchester woman was removed from the IVF waiting list when it was discovered that she had a criminal record involving prostitution offences. The hospital concerned had a policy in place (this was a couple of years before the HFEA was enacted). This policy stated that couples wanting IVF 'must in the ordinary course of events, satisfy the general criteria established by adoption societies in assessing suitability for adoption'.

In effect this policy means that if a person seeking IVF would not be considered suitable as an adoptive parent, she should not be provided with assistance to reproduce. And underlying this policy, presumably, is the idea of the welfare of the child who might exist at a later time. But does the analogy between adoption and assisting reproduction hold?

In the case of adoption we have a child (child X) and a number of possible adoptive parents: A, B, C etc. Suppose that we have good

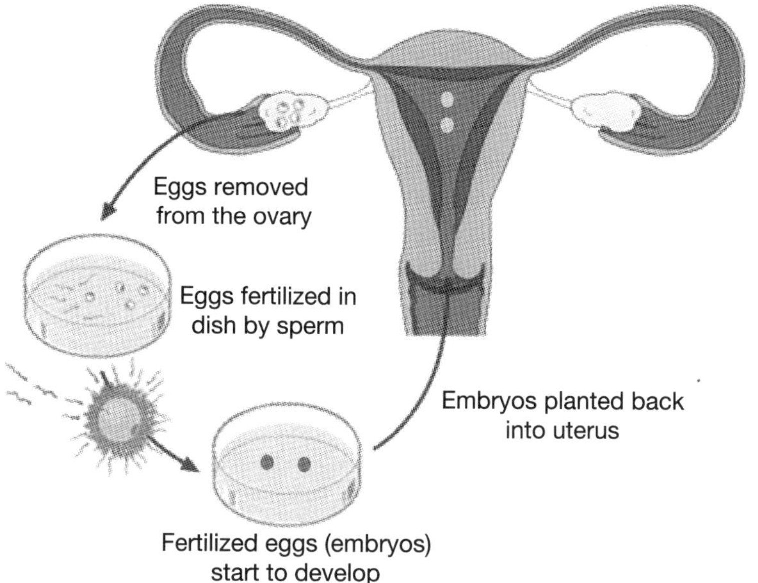

10. In-vitro fertilization.

reason to believe that parents A will be better parents than B, C, etc. and that child X is likely to have a better life if we choose parents A than if we choose any of the other parents (B, C, etc.). Assuming that judgements about the likely quality of parenting can be made (and such judgements have to be made by adoption agencies) then we act, as far as we can judge, in child X's best interests in giving child X to parents A.

Now compare this situation of adoption with that of assisting reproduction. Suppose that couples A, B, C, etc. come for help with fertility treatment. All these couples are likely to be perfectly reasonable parents but we have good reason to believe that couple A are likely to be better parents than couples B, C, etc. Which couple should we help? Would we not be acting in the best interests of the child who may come to exist if we helped parents A, on the grounds that, as far as we can judge, the child would be happier with couple A than with couples B, C, etc.?

It is not, however, as simple as this. There is no kingdom, as far as I am aware, of potential children waiting to be allocated to a particular set of parents. If we help couple A to conceive, then one child (child *a*) will come into existence. If we help couple B then a different child (child *b*) will come into existence. What sense can we make of assessing the interests of the child that may exist at a later time? If we help couple B then child *b* would come to exist and have a good start in life but not as good as child *a* would have done. If we have the resources to help only one couple, which couple should we choose, if our only criterion is what is in the best interests of the child who will come to exist? It is tempting to say that the best interests of the child would be served by helping couple A. But this is wrong. It will be a different child depending on which couple we help. It is in potential child *a*'s best interests for us to help couple A, but in potential child *b*'s best interests to help couple B. If we focus on the interests of the child who may exist at a later date the question that needs to be asked is: are these interests better served if he or she is born to these parents or if he or she never exists at all? The question, put this way, is of course rather odd since it asks us to compare existence with non-existence. Perhaps a better question is: if there were later to exist a child to this couple, would it have a reasonable expectation of a life worth living? I will come back to these issues in the next section. The key point for the present discussion is that the possibility of 'this' potential child being born to any other (possibly better) parents does not arise. This, crucially, is where the analogy with adoption breaks down.

If we have the resources to help only one couple then an argument could be made for choosing to help couple A. The argument is as follows: if we help couple A then the child that will exist (child *a*) will be happier (on the best prediction) than the child (child *b*) who would have existed had we helped couple B. If there are no other relevant grounds for choosing between the various couples then it is better to act in such a way as to bring about the existence of the happiest children that we can. We are, in this case, most likely to bring about the existence of the happiest child that we can by helping couple A rather than couples B, C, etc. We should, therefore, help couple A. In choosing to help couple A we are acting *against* the best interests of the child who would have existed in the future had we helped couple B instead. Our choice to help couple A is not on the grounds of an individual's best interests but in order to make the world a better place. The child who will actually exist in that 'better world' (i.e. child *a*) will have a better life than the different child (child *b*) who would have existed had we helped couple B rather than couple A.

This point can be made more strongly by considering the following analogy. Suppose that a hospital delays the admission of a patient who requires non-urgent surgery in order to admit a patient

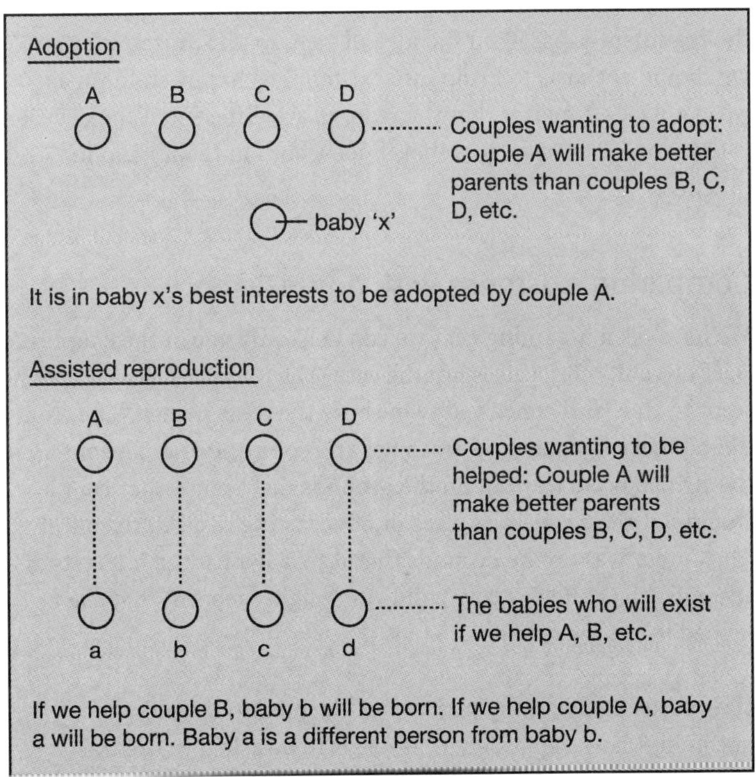

11. Adoption vs assisted reproduction.

requiring an urgent operation. No one would maintain that it was in the best interests of the first patient that her surgery be delayed. On the contrary, it is against her best interests. The justification for acting against her best interests is in order to benefit the patient who needs urgent surgery. Since a choice has to be made, the decision to give priority to the patient in more urgent need seems the right one.

We seem to have found an argument that justifies the initial intuition that, in the case of assisting reproduction, we should help couple A rather than couples B, C, etc. (assuming that we have the resources to help one only). This argument is not based on the idea of acting in the best interests of the child who may be born. It is not based on following the guidelines from the HFEA or from St Mary's Hospital in Manchester. Instead, the argument is based on the idea of welfare maximization: that we should act so as to bring into existence as happy children as we can. Does it matter that the reasons are different, if the decision is the same? The answer is that it does, both in theory and in practice.

Comparing existence with non-existence

We have been assuming that we can help only one of the couples A, B, C, etc. But often this is not the case. The 59-year-old woman who went to Italy and conceived twins bore the costs herself. The clinic did not have to choose between her and someone else. The outcry in the British press was not on the grounds that some other couple would not receive help as a result of her being assisted to conceive. The outcry was on the grounds that it was against the interests of the potential child (i.e. any child who might be born) that she be helped to conceive at all.

If we focus solely on the interests of the potential child, the question, I have suggested, that needs to be asked is: are the interests of this potential child better served if he or she is born to

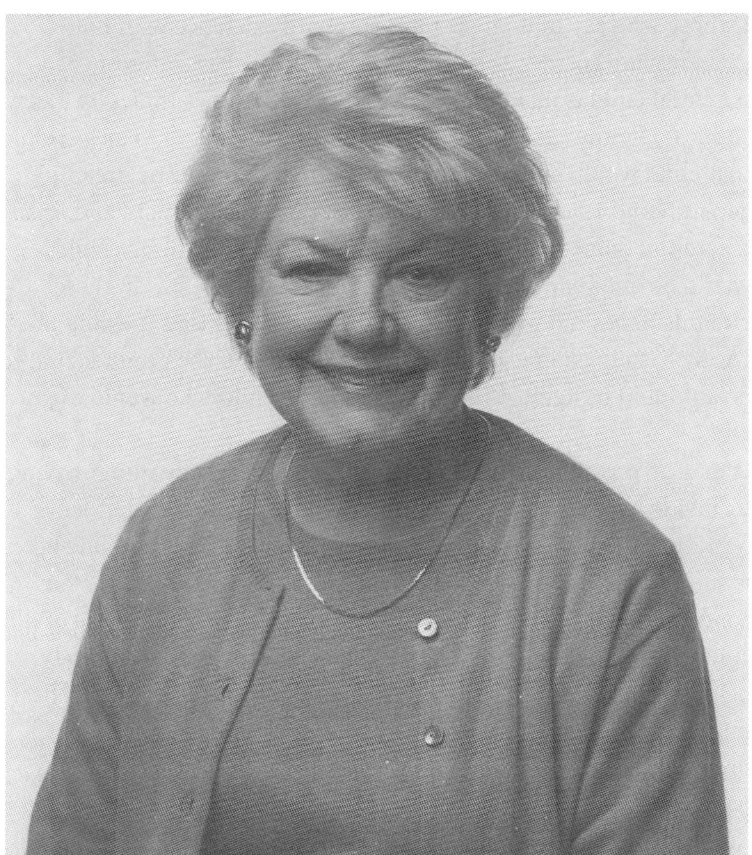

12. Should a 59-year-old post-menopausal woman be helped to have a child using assisted reproduction?

these parents, or if he or she never exists at all? But this is a very strange question. Does it make any sense to compare existence (in whatever state) with non-existence? Some have said such a comparison is like dividing by zero – it appears to make sense at first sight, but it is a function without meaning. Others think that as long as the child will not have an appalling life then it is in the child's best interests to exist, on the grounds that, on the whole, existence is a positive thing. Perhaps some, like Montesquieu, of a more pessimistic disposition, take the opposite view and see existence, on balance, as a negative experience.

If those who say that one cannot compare existence with non-existence are correct, then the criterion of the best interests of a potential child is meaningless. But this view faces a difficulty. Let us suppose, for the sake of argument, that were couple J to have a child that child would suffer immensely (perhaps from some dreadful genetic condition). The child would live in constant pain and finally die, to the relief of all, at the age of one. So the life of this child would be one year of constant pain followed by death. In these circumstances it does seem to make sense to say that it would be wrong to help couple J conceive such a child on the grounds that to do so would be against the interests of the child who would exist.

It may be possible to make sense of this judgement without having to 'divide by zero'. Over any period of life one can ask whether, overall, the experiences are positive or negative. The zero line here is such that life above zero is overall worth living for the person concerned and life below zero is not worth living. In the case of the child who would be born to couple J, his life, overall, would rate as below zero. It is for this reason that we can say that it is in his best interests not to be born. In saying this we do not rely on the problematic comparison of non-existence with existence, but on being able to make a judgement as to whether the life it is predicted that he would have would, overall, be above or below zero (as described above).

The argument that the post-menopausal 59-year-old woman should not be helped to conceive, on the grounds that to do so would be against the best interests of the potential child, falls apart, whichever view you take on this issue.

1. If it makes no sense to compare existence with non-existence then it makes no sense to argue that in helping the woman conceive one is acting against the best interests of the potential child. For on this view one cannot argue anything on the basis of best interests, since on this view it is meaningless to compare the interests in not existing with the interests in existing.

2. If, on the other hand, it does make sense to judge whether it is in the interests of a child (who may exist in the future) to exist, and if that judgement is essentially whether the predicted life will be, overall, a positive experience, then the question to be asked is this: is the predicted life of a child born to this 59-year-old woman, overall, likely to be positive?

If, like me on a bad day, you take a rather gloomy view of existence, then perhaps you think it is not in the interests of the child, who may come to exist, for the woman to be helped to conceive. But it was not such a view that prompted the outcry against helping the post-menopausal woman to conceive. Such a view would, after all, justify refusing to help almost all couples seeking help in reproducing. A more balanced view would be that being teased at school might make a child unhappy but hardly justifies the claim that it means that overall his life would not be worth living. Where courts have had to decide whether it might be in the best interests of very young children to be allowed to die rather than have life-extending treatment they have set the standards very high: that is, the life has to be very bad for the courts to decide that it would be in the child's best interests to be allowed to die. The outcry at helping the post-menopausal woman to conceive was based on the grounds that the life of the child who may exist as a result of the treatment would not go as well as children born to a younger mother. But that, as I have argued, is not relevant to the question of the best interests of the child who would come to exist were we to help the woman. That child could not exist as the child of a younger woman.

Identity-preserving and identity-affecting actions

There is a fundamental distinction that arises from this discussion: that between an identity-preserving and an identity-affecting action or decision.

An example of an identity-preserving action is when a pregnant woman drinks large amounts of alcohol. The drinking of the alcohol in this example does not affect the identity of the foetus. If the child is subsequently born with some brain damage as a result of the mother's alcohol intake that child has been harmed by the alcohol intake.

An example of an identity-affecting action is when a woman delays reproduction from, for example, 30 to 40 years of age. A different child will be born as a result of her delay. When a doctor chooses to help couple A to conceive, rather than couple B, she is making an identity-affecting decision.

What is the effect of the identity-affecting nature of an act on the morality of that act? This is a question that was first asked in the context of the analysis of fundamental moral theory. It is a question that is becoming of increasing importance to doctors.

The non-identity problem and identity-affecting interventions

Derek Parfit called this issue the non-identity problem. He explains the problem using the example of 'the 14 year old girl'. He writes:

> This girl chooses to have a child. Because she is so young, she gives her child a bad start in life. Though this will have bad effects throughout this child's life, his life will, predictably, be worth living. If this girl had waited for several years, she would have had a different child, to whom she would have given a better start in life.
>
> (p. 358)

> Suppose that we tried to persuade this girl that she ought to wait . . . 'You should think not only of yourself, but also of your child. It will be worse for him if you have him now. If you have him later, you will give him a better start in life.' . . .

> We failed to persuade this girl . . . Were we right to claim that her decision was worse for her child? If she had waited, this particular

> child would never have existed. And, despite its bad start, his life is worth living . . . 'If someone lives a life that is worth living, is this worse for this person than if he had never existed?' Our answer must be No . . . When we see this, do we change our mind about this decision? Do we cease to believe that it would have been better if this girl had waited, so that she could give to her first child a better start in life? . . . We cannot claim that this girl's decision was worse for her child. What is the objection to her decision? This question arises because, in different outcomes, different people would be born. I shall therefore call this the *Non-Identity Problem*.
>
> (p. 359)

Parfit's example raises many issues other than the non-identity problem, not least of which is what is in the interests of the girl herself. I want to set these other issues to one side. In the box overleaf, I give some further medical situations in which the non-identity problem arises. In all these cases it can certainly be argued that it would be better if the decision were made that would lead to the birth of whichever child would be likely to have the better life. Such an argument could be based on the idea of maximizing overall welfare. In none of the cases, however, can an argument be based on the interests of the potential child. Nor can it be claimed, whichever decision is made in the three cases, that the child born has been harmed by the decision.

The non-identity issue has an important impact on what doctors should do. Where the doctor aids an act, such as in prescribing during pregnancy a drug that may harm a foetus, then such harm provides a good reason for the doctor to refuse to prescribe the drug even when the woman wants it and it is appropriate treatment. Prescribing this drug is an example of an identity-preserving action. But when the doctor's action is an identity-affecting action that may lead to a child being born with a handicap then there is no child who has been made worse off than she could have otherwise been. In societies that give considerable weight both to patient autonomy and reproductive choice, doctors should not normally override a

Three clinical examples that involve the non-identity problem

1. Preimplantation genetic testing

Hypothetical case 1: 'deafening' an embryo. **A couple with a genetic condition causing deafness wish to have a child who is also deaf. This is so that the child is part of the 'deaf community'. The woman becomes pregnant. Genetic testing shows that the foetus does not have the gene causing deafness: it is likely to become a normal child. Suppose that a drug is available that if taken by a pregnant woman will cause a normal foetus to become deaf. It has no other effect and is otherwise completely safe for both embryo and mother. The couple decide that the woman should take this drug in order to ensure that their child is born deaf.**

(a) Would the couple be morally wrong to choose to take the drug?

(b) Would a doctor be wrong to prescribe the drug at the couples' request?

(c) If the parents did take the drug and their child were born deaf, would the child have a morally legitimate grievance against the parents, and/or the doctors?

I imagine that most people will answer 'yes' to these three questions. Now consider the following hypothetical case.

Hypothetical case 2: choosing a 'deaf embryo'. **A couple with a genetic condition causing deafness wish to have help with conceiving. A number of embryos are created, using IVF (the sperm fertilizes the egg in a laboratory and outside the woman's body, and the fertilized egg is then implanted into the woman's uterus/womb). These are genetically tested to**

see which have the 'deafness gene'. Embryo A is a genetically normal embryo. Embryo B has the 'deafness gene' but is otherwise genetically normal. The couple choose to have embryo B implanted and subsequently give birth to a deaf child: child B. (If you consider that the embryo has the full moral status of a person, vary the example to involve egg, rather than embryo, selection.)

(a) Are the couple morally wrong to choose, for implantation, embryo B rather than embryo A?
(b) Would doctors be acting wrongly to accede to their request?
(c) Does child B have a morally legitimate grievance against the parents and/or the doctors?

At first sight it seems wrong for the couple to choose to have a deaf child when they could have had a child with normal hearing, and wrong for doctors to allow such a choice. The principal reason why this seems wrong is that such a choice would be harmful to the child. But this is false: it is not harmful to the child because the choice of which embryo to implant is an identity-affecting choice (see text).

2. Delaying pregnancy

A 35-year-old woman hopes in the long run to become a mother, but not yet. She wants to delay pregnancy for another four years until she has finished a degree course. She knows that she is more likely to conceive a child with Down's syndrome if she delays pregnancy. (Down's syndrome is caused by an extra chromosome over the normal number, i.e. 47 rather than 46. Most people with Down's syndrome have some degree of learning difficulty.) She asks her doctor for a prescription for the contraceptive pill. The doctor prescribes the pill for the next three and a half years. After this the woman becomes pregnant and has a child with Down's syndrome. Did the doctor's act, in prescribing the contraceptive pill, harm the child?

3. Treating acne

Acne is a skin condition that typically affects adolescents. It is characterized by spots and small pustules that are distributed over the face. Most adolescents experience mild acne but some suffer a much more severe form. Severe acne, if left untreated, can lead not only to psychological problems but also to permanent facial scarring. Sometimes the only effective treatment for severe acne is a drug called isotretinoin. There is one, very important, unwanted effect of isotretinoin: it may cause foetal damage if a woman is taking the treatment during pregnancy. Children may be born with congenital malformations mainly of facial appearance or of the heart.

Because of the significance of these unwanted effects on a foetus it would normally be considered wrong for a doctor to prescribe isotretinoin to a woman with severe acne known to be pregnant, even if the woman wanted the treatment, because of the harm to the foetus, or at any rate the child that the foetus will become.

What should a doctor do, however, in circumstances where a patient is not pregnant, but might become so while taking the drug? The advice that is given to doctors on this issue is that they should only prescribe the isotretinoin if the woman will reliably delay pregnancy until after she has stopped taking the isotretinoin. In some situations this will require the doctor to prescribe the isotretinoin only in combination with the contraceptive pill.

On this view it is right for a doctor to prescribe isotretinoin to a non-pregnant woman if she will reliably delay pregnancy until after the course of isotretinoin (typically six months to a year); but wrong to prescribe it if she will not reliably delay pregnancy. The intuition is that if she does not delay pregnancy then she has harmed the child, but if she does delay pregnancy then she has not harmed the child. Once again, however, it will be a different child. If she becomes pregnant, and the child is born with a handicap, it cannot be claimed that the child has been harmed as a result of the woman's not delaying pregnancy. For if the woman had delayed pregnancy that child would not have existed at all.

woman's choice in situations where no person is harmed; and in identity-affecting decisions, or acts, no person is harmed (unless the handicap is so severe that the child's life, overall, would not be worth living). Such a conclusion goes against normal intuition. In this case, it seems to me, normal intuition is wrong: it is based on a false metaphysics.

Chapter 5
A tool-box for reasoning

> Let me add a certain virile reply recorded by De Quincey (*Writings* XI, 226). Someone flung a glass of wine in the face of a gentleman during a theological or literary debate. The victim did not show any emotion and said to the offender: 'This, sir, is a digression: now, if you please, for the argument.' (The author of that reply, a certain Dr Henderson, died in Oxford around 1787, without leaving us any memory other than those just words: a sufficient and beautiful immortality.)
>
> (J. L. Borges, The Art of Verbal Abuse, 1933)

Medical ethics is, in my view, a questioning and a critically reflective discipline. Doctors, nurses, and other health professionals will normally have good reasons for doing what they do. It would be foolish not to give careful consideration to what experienced practitioners do and think is right. But the role of philosophy is to demand reasons and to subject these reasons to careful critical analysis. Socrates saw himself as an intellectual gad-fly irritating the status quo with awkward questions. Medical practice should be continually improving through subjecting itself to the scrutiny of those twin disciplines, science and philosophy. Science asks: What is the evidence that this is the best treatment? How good is that evidence? What evidence is there for alternative treatments? Philosophy demands reasons for the moral choices made: Is it right to help this single woman to conceive a child using methods of assisted reproduction? Should all attempts be made to prolong the life of this patient using the facilities of intensive care, or should she be allowed to die but in as little distress as possible?

Everyone expects philosophical reasoning to be rigorous, to be logically valid. But what makes philosophy in general, and ethics in particular, so exciting is that providing reasons, and giving arguments, requires not only intellectual rigour but also imagination. Ethics uses many tools of reasoning, but it is not just a question of learning how to use the tools: there is always the possibility of a leap of the imagination – of a different perspective or an interesting comparison that puts the whole question in a new light and takes our thinking forward.

I have already made use of a number of these different tools: logical argument, false arguments, definitions, and the slippery slope argument in Chapter 2; case comparisons, including thought experiments, in Chapters 2 and 3; conceptual analysis and the identification of conceptual distinctions in Chapter 4. Let us examine some of these tools of ethical reasoning in more detail.

The first tool: logic

A valid argument must be logically sound. An argument is a set of reasons supporting a conclusion. A deductive, or logical, argument is a series of statements (called premises) which lead logically to a conclusion. A valid argument is one in which the conclusion follows as a matter of logical necessity from the premises. The conclusion from a valid argument may or may not be true. Near the beginning of Chapter 2, I put forward a logically valid argument in the form of a syllogism but I claimed that the conclusion was false on the grounds that one of the premises was false.

A syllogism is an argument that can be expressed in the form of two propositions, called premises, and a conclusion that results, as a matter of logic, from the premises. There are two main types of valid syllogism.

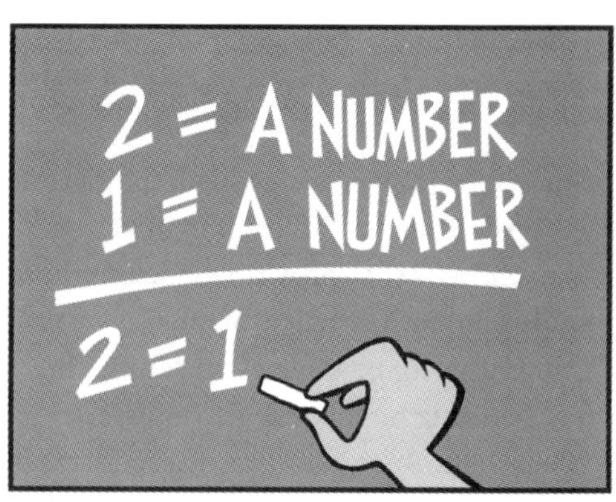

13. Logic is the first tool of argument. But beware false logic.

Valid syllogism – type 1

Premise 1 (P1)	If p then q (If statement p is true then statement q is true)
Premise 2 (P2)	p (i.e. statement p is true)
Conclusion (C)	q (therefore statement q is true)

The technical name for this type of syllogism is *modus ponens*. An example is as follows:

P1 If a foetus is a person it is wrong to kill it
P2 A foetus is a person
C It is wrong to kill a foetus

Valid syllogism – type 2

Premise 1	If p then q (If statement p is true then statement q is true)
Premise 2	Not q (it is not the case that q is true; q is false)
Conclusion	Not p (therefore statement p is false)

The technical name for this type of syllogism is *modus tollens*. An example is as follows:

P1 If a foetus is a person it is wrong to kill it

P2 It is not wrong to kill a foetus
C A foetus is not a person

There is one type of invalid, or logically false, argument that people often make. It is worth being on the look-out for this.

An invalid argument in the form of a syllogism

Premise 1	If p then q (If statement p is true then statement q is true)
Premise 2	Not p (i.e. statement p is false)
False Conclusion	Not q (therefore statement q is false)

An example is as follows:

P1 If a foetus is a person it is wrong to kill it
P2 A foetus is not a person
C It is not wrong to kill a foetus

There may be reasons why it is wrong to kill a foetus other than its being a person.

When you are examining an argument in medical ethics it can be useful to try and boil the argument down to its basic form, as I did in Chapter 2 when discussing what I called 'playing the Nazi card'. This enables the premises to be clearly identified – and examined – and will help expose any fallacy in the argument itself. Medical ethics, and applied philosophy more generally, is concerned with constructing arguments about what we should do, based on premises that we should all accept.

The second tool: conceptual analysis

An important component of valid reasoning is conceptual analysis. There are four types of conceptual analysis: providing a definition; elucidating a concept; making distinctions (splitting); and identifying similarities between two different concepts (lumping). Not that these components can always be kept separate. In

Chapter 2, for example, I provided some definitions for different types of euthanasia. This process of defining is part and parcel of making distinctions; they are not separate activities. The clarification of concepts is a crucial and demanding task in medical ethics. We often use concepts that are unproblematic in most situations but become quite opaque when applied in a new context. An important concept in medicine is that of the best interests of a patient. In both English and US law a doctor is usually obliged to treat a patient in his best interests. If the patient is a young man with appendicitis it is pretty clear that his best interests are served by removing the appendix. It is much less clear what management plan is in the best interests of a man with severe Alzheimer's disease who also has cancer of the bowel. Part of the issue is what factors make up 'best interests' in this situation, and who is to make the judgements. The issue is even more problematic when we are talking about the best interests, or the welfare, of a child who may exist in the future, as we saw in the last chapter.

The third tool: consistency and case comparison

The underlying principle of consistency is that if you conclude that you should make different decisions, or do different things, in two similar situations then you must be able to point to a morally relevant difference between the two situations that accounts for the different decisions. Otherwise you are being inconsistent.

In Chapter 2, I made a comparison between what Dr Cox did (inject potassium chloride) and what many doctors quite legitimately do (inject morphine) in situations similar to that faced by Dr Cox. So why, I asked, should Dr Cox, but not those doctors who inject morphine, face the serious criminal charge of (attempted) murder? Is this inconsistent practice, or is there a morally relevant difference? The obvious difference is that Dr Cox intended that his patient die, whereas those who inject morphine do not intend death although they might foresee it. Whether this distinction between *intending* and *foreseeing* is morally relevant is an issue requiring further analysis.

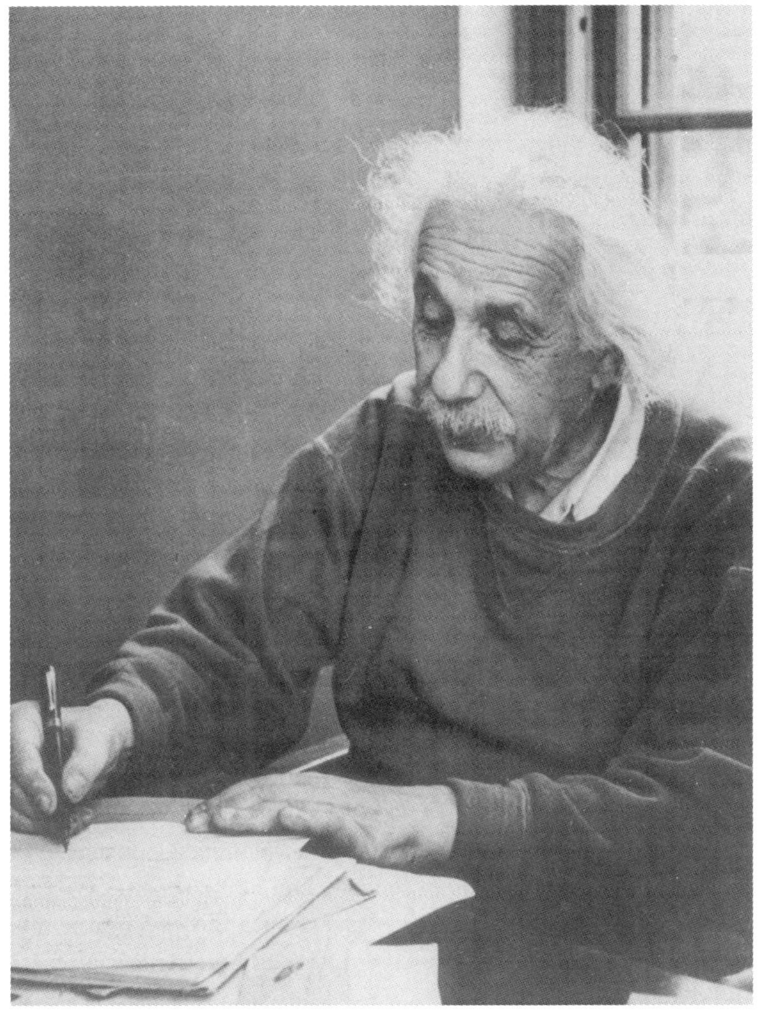

14. Einstein used thought experiments as a tool for the scientific understanding of the universe. Thought experiments are a vital tool in ethics as well.

Thought experiments

The cases used for case comparison, or for examining consistency, may be real or hypothetical, or even unrealistic. Philosophers frequently use imaginary cases in testing arguments and in examining concepts. These are called 'thought experiments' – like many scientific experiments they are designed to test a theory. I have already used several thought experiments in this book. One of the uses of the imagination is in thinking of thought experiments that take the argument forward, or that challenge our routine ways of thinking.

The fourth tool: reasoning from principles

Several books and many articles organize the analysis of medical ethics around four principles and their scope of application (see opposite box). These principles might best be seen as perspectives rather than as the premises of a logical argument. They can act as a useful check that a full range of perspectives has been taken into account. When considering whether or not a doctor should breach a patient's confidentiality, for example, it may be helpful to identify the key issues by examining the situation from the perspective of each principle. This is, however, only the beginning. Further conceptual analysis (e.g. what do we mean by best interests in this situation) and judgement will be needed.

Another form of 'top-down' reasoning is to argue, not from one of the four principles, but from a general moral theory such as utilitarianism. A discussion of such general moral theories is beyond the scope of this book. In essence such top-down reasoning involves identifying a moral theory that you think is generally right and then exploring the implications that that theory would have in the specific situation you are considering.

Reasoning about morality involves, in my view, a continual moving between our moral responses to specific situations (or cases) and our moral theories. Rawls called this process *reflective equilibrium.*

Four principles in medical ethics

1. Respect for patient autonomy

Autonomy (literally self-rule) is the capacity to think, decide, and act on the basis of such thought and decision, freely and independently (Gillon 1986). Respect for patient autonomy requires health professionals (and others, including the patient's family) to help patients to come to their own decisions (e.g. by providing important information) and to respect and follow those decisions (even when the health professional believes that the patient's decision is wrong).

2. Beneficence: the promotion of what is best for the patient

This principle emphasizes the moral importance of doing good to others and, in particular in the medical context, doing good to patients. Following this principle would entail doing what was best for the patient. This raises the question of who should be the judge of what is best for the patient. This principle is often interpreted as focusing on what an objective assessment by a relevant health professional would determine as in the patient's best interests. The patient's own views are captured by the principle of respect for patient autonomy.

The two principles conflict when a competent patient chooses a course of action which is not in his or her best interests.

3. Non-maleficence: avoiding harm

This principle is the other side of the coin of the principle of beneficence. It states that we should not harm patients. In most situations this principle does not add anything useful to the principle of beneficence. The main reason for retaining the principle of non-maleficence is that it is generally thought that we have a prima facie duty not to harm anyone, whereas we owe a duty of beneficence to a limited number of people only.

4. Justice

There are four components to this principle: distributive justice; respect for the law; rights; and retributive justice.

With regard to distributive justice: first, patients in similar situations should normally have access to the same health care; and second, in determining what level of health care should be available for one set of patients we must take into account the effect of such a use of resources on other patients. In other words, we must try to distribute our limited resources (time, money, intensive care beds) fairly.

The second component of justice is whether the fact that some act is, or is not, against the law is of moral relevance. Whilst many people take the view that it may, in some situations, be morally right to break the law, nevertheless if laws are made through a reasonable democratic process they have moral force.

The types and status of rights are much disputed. The fundamental idea is that if a person has a right it gives her a special advantage – a safeguard so that her right is respected even if the overall social good is thereby diminished.

'Retributive' justice concerns the fitting of the punishment to the crime. In the medical context this issue is sometimes raised when a person with mental disorder commits a crime.

During the process both the theories and the beliefs about individual situations can undergo revision. When there is lack of agreement between theory and our intuitions about individual cases, there is no algorithm, or computer program, that can tell us which or what we must change. That has to be a matter of judgement.

Spotting fallacies in reasoning

Logicians like to spot, and name, fallacious arguments, rather as ornithologists spot birds. We came across the *argumentum ad hominem* in Chapter 2. Spotting fallacies is a useful exercise in medical ethics because it helps us to see through a rhetorically powerful but ultimately false argument. Here are two of my favourite fallacies named and defined by Flew (1989).

The No-True Scotsman Move

> Someone says: 'No Scotsman would beat his wife to a shapeless pulp with a blunt instrument'. He is confronted with a falsifying instance: 'Mr Angus McSporran did just that'. Instead of withdrawing, or at least qualifying, the too rash original claim our patriot insists: 'Well, no true Scotsman would do such a thing!'

What seems to be a statement of fact (an empirical claim) is made impervious to counter-examples by adapting the meaning of the words so that the statement becomes true by definition and empty of any empirical content.

The Ten-Leaky-Buckets Tactic

This is

> presenting a series of severally unsound arguments as if their mere conjunction might render them collectively valid: something that needs to be distinguished carefully from the accumulation of evidence, where every item possesses some weight in its own right.

Nature and Playing God

There are two arguments that we met in Chapter 2 and that I promised to consider in more detail: the argument from Nature and the argument from Playing God.

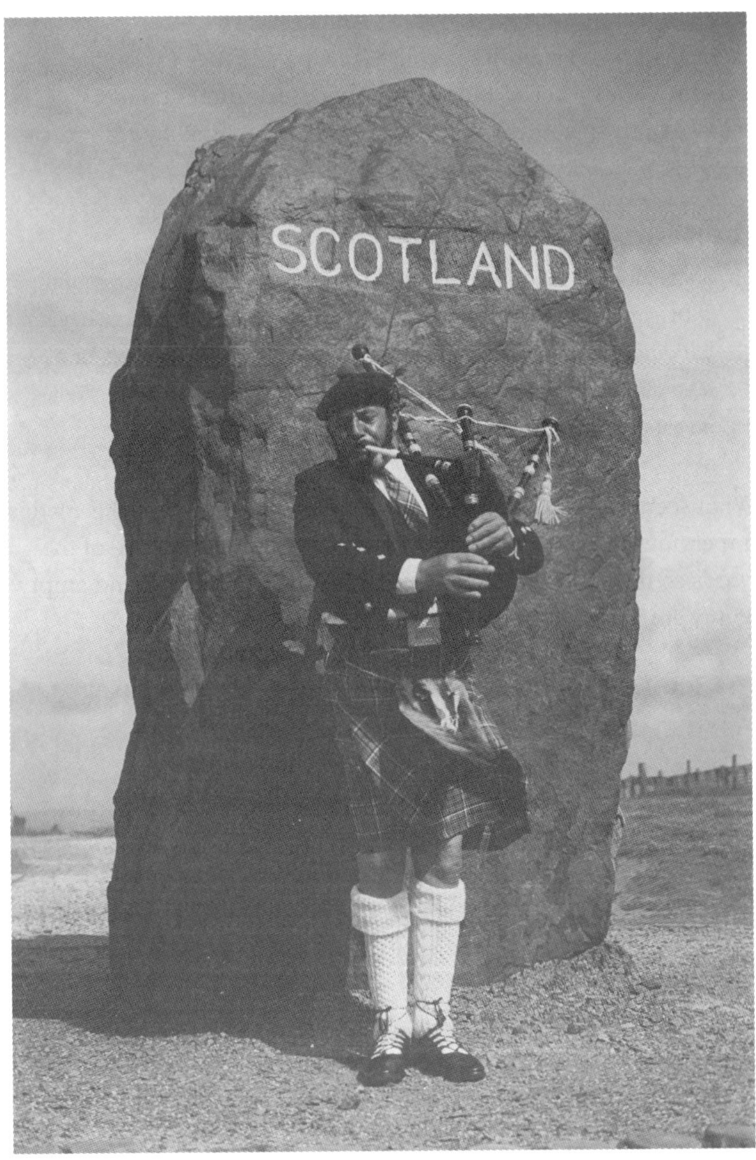

15. The No-True Scotsman Move: a fallacy in argument.

The argument from Nature

Stated baldly the argument from Nature boils down to the assertion: this is not natural, therefore this is morally wrong. The argument has been used against homosexuality, and it is often brought out in the context of medical ethics, not only when considering euthanasia but also when discussing possibilities arising from modern reproductive technology and genetics. The argument is problematic in at least three ways. First, it is not entirely clear what it means to say that something is unnatural. If about 10 per cent of humans are predominantly homosexual, and homosexual behaviour is seen in other species, what is meant by saying that homosexuality is unnatural? Second, it seems quite unclear why it follows from the fact that something is unnatural, that it is morally wrong. What kind of reason could be given in support of this? Third, there are an enormous number of counter-examples, not least from medical practice itself, to the claim that what is unnatural is morally wrong. The life of a child with meningitis may be saved by antibiotics and intensive care. Neither treatment is 'natural' by any meaning that can be given to that term. Perhaps it is wrong to help couples to have babies using in-vitro fertilization (IVF) but, if it is wrong, that cannot be on the grounds that IVF is unnatural.

The argument from Playing God

The argument from Playing God can also be stated baldly as: this act is morally wrong because it is playing God. The argument is problematic in ways analogous to the problem with the argument from Nature. What criteria can be used to distinguish between our carrying out God's will, and our usurping his role? Which of the following is playing God: providing IVF; withdrawing life support; injecting antibiotics; transplanting a kidney? It seems to me that we have first to decide which acts are right or wrong before we can determine those that might be described as playing God. The concept of Playing God is therefore of no help in determining what it is right to do.

The slippery slope argument

I want finally, in this chapter on methods of reasoning, to turn to the slippery slope argument. This is often used in medical ethics. The core of the argument is that once you accept one particular position then it will be extremely difficult, or indeed impossible, not to accept more and more extreme positions. If you do not want to accept the more extreme positions you must not accept the original, less extreme position.

One example of the use of such an argument is against the practice of voluntary active euthanasia as I raised briefly in Chapter 2. Suppose, for example, that a supporter of voluntary active euthanasia gave an example of a situation when it seemed plausible to agree that euthanasia, in that situation, is acceptable. The case of mercy killing carried out by Dr Cox (p. 13) might be such an example. The slippery slope argument could be used against killing the patient, not on the grounds that it would be wrong as a matter of principle in this case, but on the grounds that allowing killing in this case would inevitably lead to allowing killing in situations where it would be wrong.

The main counter to the slippery slope argument is to claim that a barrier can be placed part way down the slope so that in stepping onto the top of the slope we will not inevitably slide to the bottom – but only as far as the barrier.

There are two types of slippery slope argument: a logical type and an empirical type.

The logical type of slippery slope argument and the sorites paradox

The logical type of slippery slope argument can be seen as consisting in three steps:

Step 1: As a matter of logic, if you accept the (apparently reasonable) proposition, p, then you must also accept the closely related proposition, q. Similarly, if you accept q you must accept proposition r, and so on through propositions s, t, etc. The propositions p, q, r, s, t, etc. form a series of related propositions such that adjacent propositions are more similar to each other than those further apart in the series.

Step 2: This involves showing, or gaining agreement from the other side in the argument, that at some stage in this series the propositions become clearly unacceptable, or false.

Step 3: This involves applying formal logic (*modus tollens*) to conclude that since one of the later propositions (e.g. proposition t) is false, it follows that the first proposition (p) is false.

In summary, step 1 is to establish the premise: *if p then t*. Step 2 is to establish the premise: *t is false*. Step 3 is to point out that from these premises it follows, logically, that *p is false*.

It is the first step in the argument that is special about slippery slopes. The crucial component in the argument is to establish a series of propositions such that adjacent members of the series are so close that there can be no reasonable grounds for holding one proposition true (or false) and its adjacent proposition(s) false (or true).

This logical form of slippery slope argument is related closely to a class of paradoxes known as the 'sorites paradoxes' first identified by the ancient Greeks (purportedly by Eubulides – see Priest 2000).

The name 'sorites' comes from the Greek 'soros', meaning a heap. An early example of this type of paradox involved arguing that one grain of sand does not make a heap, and adding one grain of sand to something that is not a heap will not make a heap, so you can never have a heap of sand.

These types of paradox arise because many (perhaps most) of the concepts we use have a certain vagueness: if a concept applies to one object then the concept will still apply if there is a very small change in that object. But a casual observation of children playing on the beach will show that heaps of sand do exist and that the logical form of slippery slope argument is unsound. Proposition t may be false while proposition p is true. There are three possible responses to a slippery slope argument.

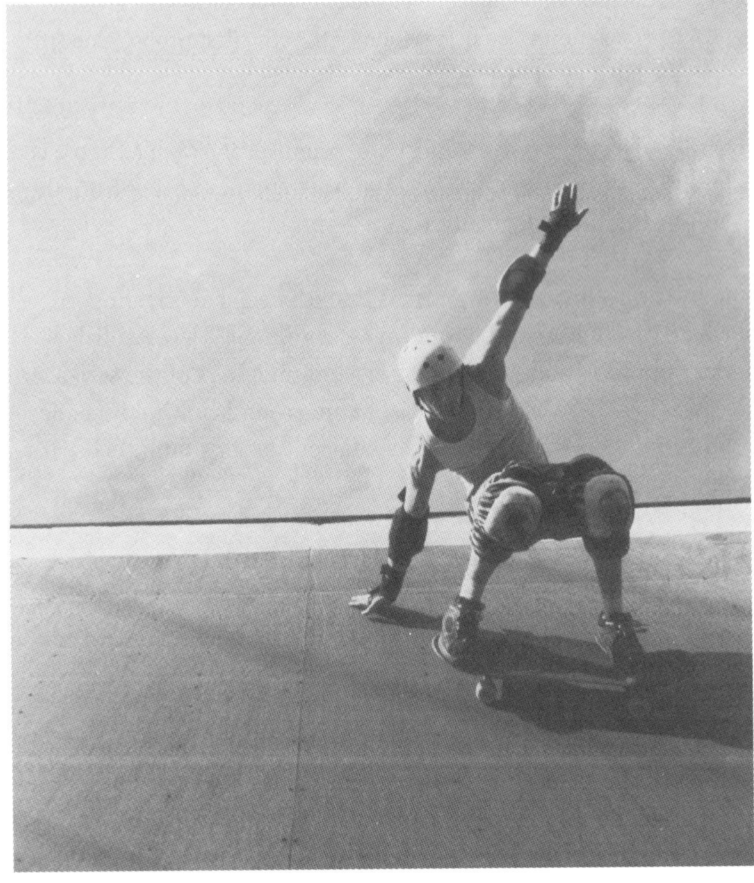

16. A slippery slope may be converted to a stairway.

1. To argue that each small change makes a small, if imperceptible, moral difference (like each grain of sand).
2. To draw the line, or place a barrier, at some stage along the slope. The precise drawing of the line is arbitrary; but it is not arbitrary that a line is drawn. In order to ensure clear policy (and clear laws) it is often sensible to draw precise lines even though the underlying concepts and moral values change more gradually.
3. A third response, which is not always appropriate, is to place a barrier at a position that is not arbitrary but is justified for some principled reason. In the case of euthanasia a proponent might argue that there is a difference between voluntary active euthanasia and other types, such as non-voluntary active euthanasia. In accepting the possibility of voluntary active euthanasia one does not have to slide into accepting non-voluntary, or involuntary, active euthanasia: the logical relationships are more like a stairway than a slippery slope.

The empirical form of slippery slope argument

The second form of slippery slope argument is empirical, or 'in practice', not logical. An opponent of voluntary active euthanasia might argue that if we allow doctors to carry out such euthanasia, then, as a matter of fact, in the real world, this will lead to non-voluntary euthanasia (or beyond). Such an opponent might accept that there is no logical reason to slip from the one to the other, but that in practice such slippage will occur. Therefore we should, as a matter of policy not legitimate voluntary active euthanasia even if such euthanasia is not, in principle, wrong.

This empirical form of argument depends on making assumptions about how the world actually is and therefore raises the question of how compelling is the evidence for such assumptions. What will in practice happen will often depend on how precisely the policy is worded, or enforced. It may be possible to prevent slipping down the slope by putting up a barrier; or by careful articulation of the circumstances under which an action is, or is not, legitimate.

In this chapter I have stepped back from specific issues in medical ethics in order to reflect on some of the tools of reasoning. I will now return to issues and in the next chapter I will claim that the law is unjust in the way it deals with people who are mentally ill. I will start with the claim that the law is inconsistent.

Chapter 6
Inconsistencies about madness

> 43rd day of April in the year 2000: Today we celebrate a most illustrious event! Spain has a king. He has been found. I am this king . . . Now everything has been revealed to me. I see it all as clearly as my own hand. But before this, I don't know why, before I seemed to see everything through some sort of fog. I think this all can be explained by the ridiculous idea people have that the brain is in the head. Nothing of the kind: it is carried by the wind from the direction of the Caspian Sea.
>
> (Gogol, *Diary of a Madman*, 1835)

In 1851 Dr Samuel Cartwright published an article in the *New Orleans Medical and Surgical Journal* describing the mental illness of drapetomania (quoted in Reznek, 1987). This was an illness from which Negro slaves suffered: it was manifest by a tendency to run away from their white masters.

In 1952 the first edition of the *US Diagnostic and Statistical Manual of Mental Disorders* was published. This is the main US classification of mental illness. Homosexuality was listed as a mental disorder and its status was confirmed in the second edition of the manual in 1968. In 1973 there was debate in the American Psychiatric Association as to the medical status of homosexuality. By a small majority the Association voted to remove homosexuality from the list of mental disorders.

The classificatory system of disease that is used in most of Europe, including the UK, is the International Classification of Diseases. The current edition includes fetishism as a mental disorder. This is described as:

> Reliance on some non-living object as stimulus for sexual arousal and sexual gratification. Many fetishes are extensions of the human body, such as articles of clothing or footwear. Other common examples are characterised by some particular texture such as rubber, plastic or leather.

The diagnosis of fetishism can be made if the person experiences recurrent intense sexual urges and fantasies involving such objects, if he acts on these, if the preference has been present for more than six months, and if the object is the most important source of sexual stimulation. Will fetishism still be classified as a mental disorder in 20 years' time?

The social and ethical values that lie behind the diagnosis and classification of mental disorders have been under attack since the anti-psychiatry movement in the 1960s. What we count as 'healthy' or 'unhealthy' sometimes reflects our value commitments, and these can, and should, be challenged. Although the question of what is a mental illness can raise deep and difficult problems, I am going to put these to one side. Some conditions, such as schizophrenia, do render people out of touch with reality, and cause suffering, to such an extent that I will take for granted that these conditions are the proper concern of the medical specialty of psychiatry. What I want to examine in this chapter are the different standards used in enforcing treatment and secure accommodation for those with and without mental disorder. I will argue that those with mental disorder are subject to a double injustice.

Most Western countries have special legislation to allow patients with mental disorder to be kept in hospital, and treated, against

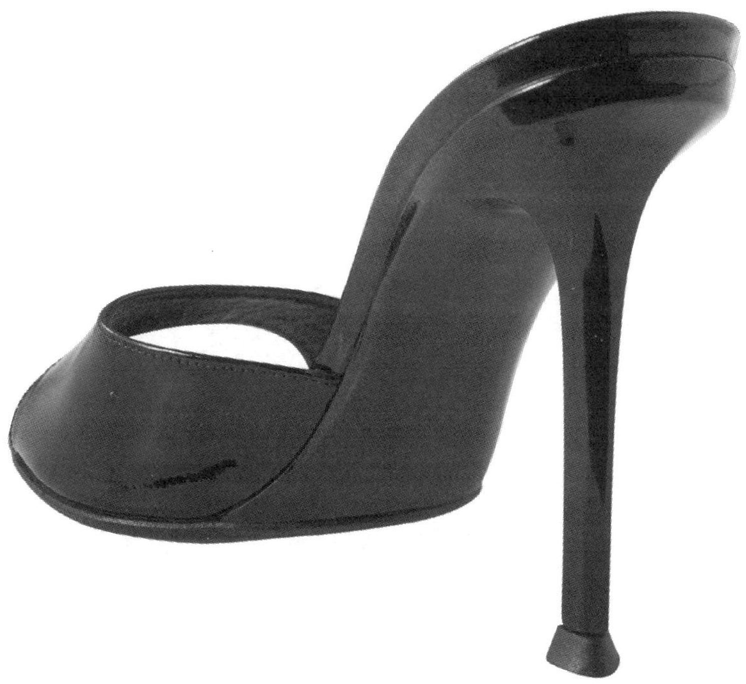

17. Not long ago homosexuality was classified as a mental illness. Fetishism still is.

their will. Such legislation typically addresses two issues: first, when can treatment be imposed on patients with mental illness, for their own sake, in situations where they are refusing treatment; and second, how can society be protected from potentially dangerous people with mental illness? I believe it is mistaken to attempt to do these two different things within one body of legislation.

Crime and mental illness

It is the criminal law that deals mainly with the question of public protection. It is problematic, however, to treat mentally ill people as criminals when their dangerous and illegal behaviour is a result of mental illness. In English law, as well as in the law of many other

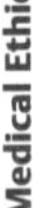

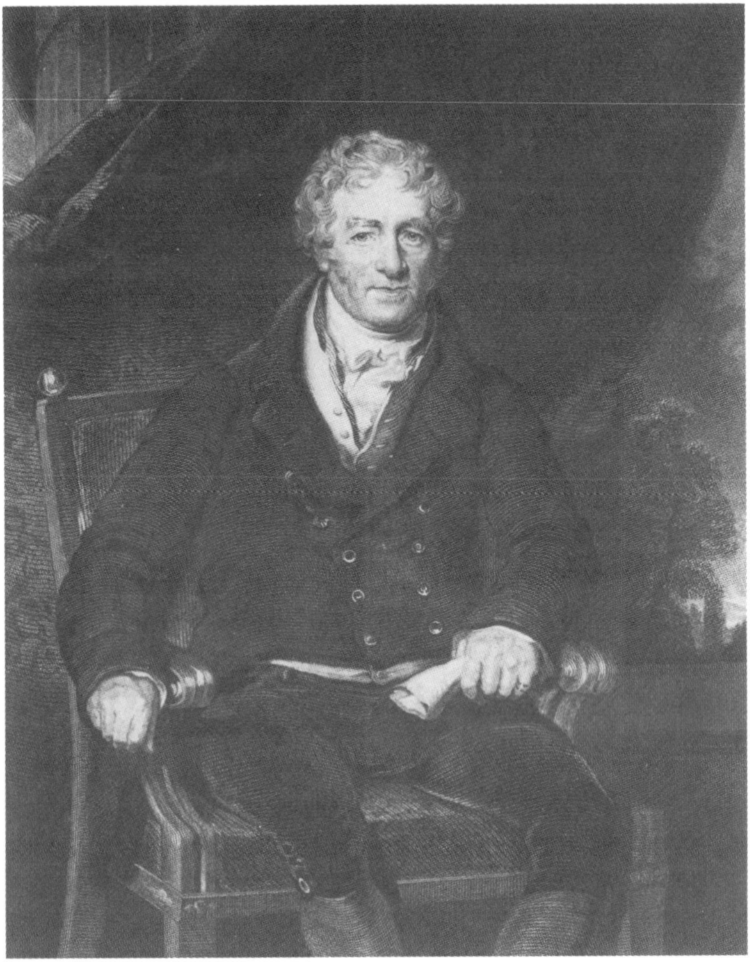

18. An attempt to assassinate the British Prime Minister, Sir Robert Peel, in 1843, led to the establishment of the legal rules for determining when a person is not guilty of a crime on grounds of insanity.

countries, for a person to be found guilty of a crime two points have to be proven: that it was this person who carried out the relevant act; and that this person had the state of mind necessary to be held responsible for that act. The first aspect is known as the *actus reus* ('guilty act') and the second as the *mens rea* ('guilty mind'). The precise *mens rea* required varies from crime to crime. For example, to be guilty of *murder* a person must have had 'specific intent', i.e. must have had the intention to kill (or cause serious physical harm to) the victim. To be found guilty of *manslaughter* it is necessary only to establish that the person showed gross negligence.

It is a long-established liberal principle that a person who suffers from a mental illness may be found 'not guilty', even though he committed a criminal act, on the grounds that he should not be held responsible for his behaviour, because of the illness. Crudely put: the person's body committed the act, but the person's mind did not commit the crime.

A key English case was that of Daniel McNaughten who, like Shakespeare, spelt his name in many different ways. McNaughten suffered delusional beliefs, including the belief that the British Tory Party was behind a plot to kill him. He decided to kill its leader, Sir Robert Peel. In 1843 he shot Peel's secretary, Edward Drummond, but was prevented from firing a second shot. McNaughten was acquitted of murder on the grounds of insanity and was sent to a secure psychiatric hospital (the Bethlem hospital in South London, which is the origin of the word *bedlam*). The acquittal caused public outrage. The House of Lords asked the judges to draw up rules (now known as the McNaughten rules) for determining when someone should be considered 'not guilty' on grounds of insanity.

Protecting society from dangerous people

A person without mental disorder who commits a violent crime of sufficient gravity is typically sent to prison. There are a number of reasons for sending such a person to prison. One reason is as retribution: he deserves to be punished. Another reason is to protect society.

There are two crucial liberal principles that are incorporated into criminal law – and are part of the European law on human rights:

1. A person who has not (yet) committed a crime cannot be detained on the grounds that it is expected that he will commit a crime.
2. A person must be allowed back into the community once he has served his prison sentence, although some crimes may attract a life sentence.

These two principles apply, however, only to those who do not suffer a mental disorder. If you have committed a violent act as a result of mental illness you can be detained in a psychiatric hospital as long as it is thought that you pose sufficient risk to others. This may well be much longer than a mentally healthy criminal would have been detained in prison for a similar violent act. Indeed you may be so detained even if you have not yet committed a violent act. I will use the term 'preventive detention' to refer to keeping someone in a secure environment (prison or a secure psychiatric hospital) on grounds of protection of others in one, or both, of the following situations: when the person has not (yet) committed a violent act; and when he has committed such an act and been in a secure environment for the length of the prison sentence appropriate to the act. The two liberal principles stated above can now be rewritten as: 'A person should not be preventively detained'. What worries me is that this applies to those without mental disorder but not to those with mental disorder. And that is unfair.

There is, of course, an important issue of public policy as to how society should protect itself against people who pose significant risk of harm to others. In the UK this is a particularly live issue in the context of those who pose a threat to children. The argument I want to make is an argument about consistency. If two people, A, who is mentally ill, and B, who is not mentally ill, pose the same risk of harm to others, then, if it is right to preventively detain A (on grounds of this risk of harm) it is right to do so to B. Conversely if it is wrong to preventively detain B (as European legislation states) then it is wrong to detain A. Otherwise we are discriminating against the mentally ill.

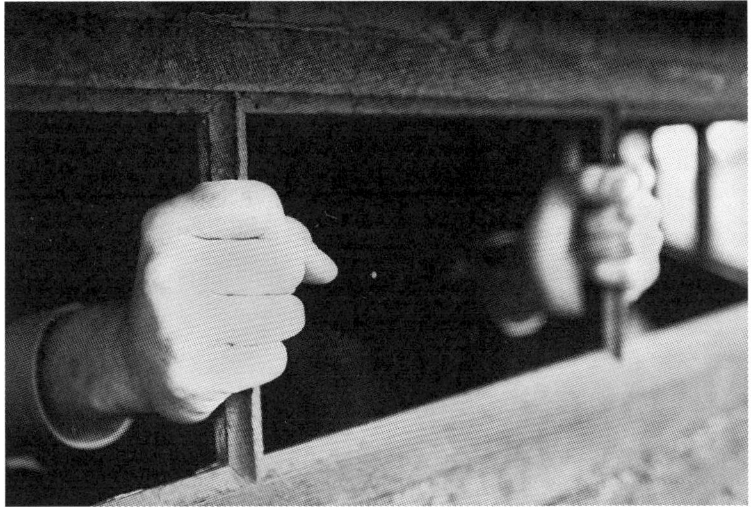

19. A criminal who has served his sentence must be released from prison even if he remains dangerous. A mentally disordered patient who remains dangerous may be kept locked up forever. Is this fair?

Are there any reasons that justify such apparent discrimination? I can think of four possible reasons, but none, in my opinion, justifies a different approach to preventive detention.

1. The mentally ill person is more dangerous.
2. The assessment of risk of harm is more certain in the case of those with mental illness.
3. It may be the case that prolonging detention in hospital will lead to further improvement in the mental illness and further reduction in risk of harm to others. It would be silly to release the patient from the secure psychiatric hospital when a further period in hospital would reduce risk.
4. The final reason depends on a distinction being made between what a person wants when mentally ill, and what the person would want if cured of the mental illness. It is typically the case that those mentally ill patients who are preventively detained remain chronically ill. That is why they remain at risk of harming others, and why they continue to be detained. It is possible, at least in

theory, to distinguish between what the ill person wants, and what the person might have wanted if well – even though he remains ill. It might be argued that his genuine wishes are those he would have when well. Since the danger he poses to others is due to the mental illness, it might reasonably be expected that if he were well he would say that he would like, when ill and a danger to others, to be preventively detained. Thus respecting the authentic wishes and autonomy of the person when well would mean preventively detaining the person when ill (and dangerous).

I will consider each of these four reasons in turn.

The first reason is irrelevant. The situation I am considering is where the two people – the person with, and the person without, the mental illness – pose the same risk of harm to others.

The second reason might provide weak grounds for a difference in approach if it were true; but it is not. Assessment of risk of harm to others is notoriously difficult whether we are dealing with mentally disordered people or not. In any case the point at issue is whether risk of harm justifies preventive detention. The level of uncertainty over the estimation of risk might alter the threshold but not the principle of preventive detention.

The third reason does not provide grounds for treating those with mental illness differently from those without. In both cases a detained person might pose less of a risk of harm to others if further detained. If this continuing reduction in risk gives grounds for preventive detention in those with mental illness then it also provides grounds for preventive detention of those without. I don't believe, however, that it gives good grounds in either case. If preventive detention is to be justified then it should be on the grounds of the risk of harm to others. If two people pose similar risks then they should be treated similarly.

The fourth reason provides the best argument but even this is unconvincing. The mentally disordered people we are talking about tend to be either those with chronic mental illness or personality disorder. There is unlikely to be good evidence that the person's 'authentic wishes' would be to continue to be detained. In the absence of such evidence it seems highly dubious to keep the person locked up on the grounds of respecting his autonomy.

I conclude that if we think it right for society to lock away mentally ill people who present a certain level of risk of harm to others then we should do the same for those who are not mentally ill. Conversely if we think preventive detention is an unacceptable infringement of human rights in the case of people without mental illness, it is an unacceptable infringement of human rights for those with mental illness. I leave open which way we ought to go. The point I want to make is that the current position is untenable, because inconsistent and unjust.

Enforcing treatment for the sake of the mentally ill person

I wrote at the beginning of this chapter that those with mental disorder are subject to a double injustice. They are discriminated against not only for the protection of others but also for the protection of themselves. It is a long-standing principle in medical ethics and law that those who are ill may refuse what their doctors and others believe is beneficial treatment. A classic example is when a Jehovah's Witness refuses blood transfusion even when she is likely to die without the transfusion. It is a principle in many legal systems that a competent adult has a right to refuse any, even life-saving, treatment. This principle applies to the treatment of physical illness. It does not apply however in many countries to those with mental illness. Take the case of England, where it is the Mental Health Act that governs the compulsory treatment of patients with mental disorder.

Under the English Mental Health Act there are three criteria that need to be met in order for a patient to be detained in hospital for treatment:

(1) he should suffer from a mental disorder;
(2) his mental disorder is 'of a nature or degree which makes it appropriate to receive medical treatment in a hospital';
(3) the admission for treatment 'is necessary for the health or safety of the patient or for the protection of other persons'.

I have already considered the inequities inherent when considering the protection of others. I want now to consider the 'health and safety' of the person himself.

What is of note about the Mental Health Act is that a person who has a mental disorder may be treated for his mental disorder despite refusal even if he is competent to give or refuse consent. A competent person with a mental illness can be treated against his will if others (such as a psychiatrist and social worker) think it is appropriate. This is unjust unless anyone with a mental disorder is *ipso facto* not competent to refuse treatment. But this is not the case. The question of whether someone has a mental disorder is a question left mainly to doctors and it covers many psychological problems which cause distress. Some people with a mental disorder will lack decision-making capacity. Some won't.

The issue came under legal scrutiny in England in the case of *B* v *Croydon District Health Authority* (1994). This concerned a 24-year-old woman who had been admitted to psychiatric hospital with a diagnosis of borderline personality disorder. She had a history of self-harm. She was compulsorily detained under the Mental Health Act following her behaviour of trying to cut and hurt herself. In hospital she was prevented from such harmful behaviour, but her response was to virtually stop eating and as a result her weight fell to dangerously low levels. By May 1994 her weight was only 32 kilos and her doctor thought that she would die within a few months if she continued to behave as she was doing.

Her doctors wanted to tube feed her in order to prevent her death. She was granted an injunction to prevent this until the case could come to a full legal hearing. Although by the time the case came to a full hearing she was eating, the High Court considered the question of whether tube feeding would have been lawful.

At the High Court the following points were decided: (1) she was found to have the capacity to refuse treatment; but (2) she had a mental disorder, and therefore, despite having the capacity to refuse treatment, she could be treated compulsorily under the Mental Health Act. This was because it was held that she had a mental disorder of a nature and degree that made it appropriate to receive medical treatment in hospital, and that such admission was necessary for her health and safety.

Again it is the different standards being applied to those with mental disorder, compared to those without, that trouble me. It may be right to impose life-saving treatment on a patient who is refusing, and who is competent to refuse, treatment or it may be wrong. But what does not seem right is to change the answer depending on whether the person has a mental disorder. Of course many mental disorders interfere with competence to refuse treatment. Perhaps the High Court was wrong to decide that B had capacity to refuse treatment. We may need to deepen our understanding of how and when mental disorder interferes with such capacity. But what seems unacceptable to me is to bypass this issue altogether and to treat all those with mental disorder paternalistically, while allowing those without mental disorder the freedom to refuse treatment. To do so is to discriminate, once again, against those suffering from a mental illness.

Chapter 7
How modern genetics is testing traditional confidentiality

> What a prodigious thing it is that within the drop of semen which brings us forth there are stamped the characteristics not only of the bodily form of our forefathers but of their ways of thinking and their slant of mind. Where can that drop of fluid lodge such an infinite number of Forms? . . . We can assume that it is to my father that I owe my propensity to the stone, for he died dreadfully afflicted by a large stone in the bladder . . . Now I was born twenty-five years . . . before he fell ill . . . During all that time where did that propensity for this affliction lie a-brooding? When his own illness was still so far off, how did that little piece of his own substance which went to make me manage to transmit so marked a characteristic to me? And how was it so hidden that I only began to be aware of it forty-five years later . . . ?
>
> (Montaigne, 'On the Resemblance of Children to their Fathers')

The fifth metacarpal is the bone that runs along the edge of the palm of the hand between the wrist and the base of the little finger. A fracture to this bone near to the knuckle can result in one way only: from punching someone or something with a clenched fist. Patients, of course, may not like to admit this; but the fracture discloses the truth.

Modern genetics, increasingly, is able both to reveal the past and to foretell the future. And it goes further. A genetic test from one

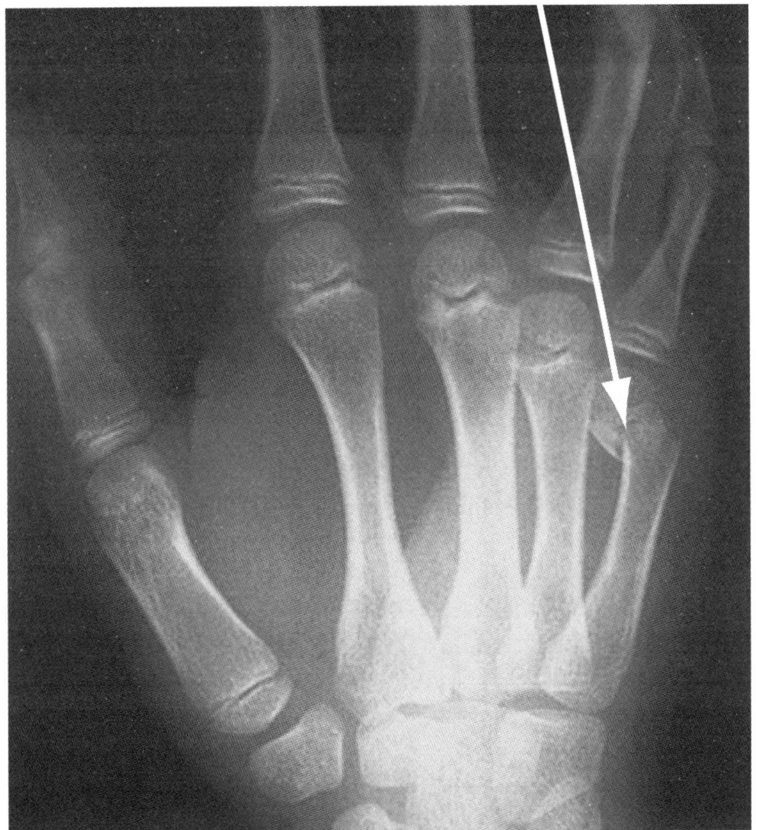

20. A secret revealed. What is the only cause of a fracture, close to the knuckle, of the fifth metacarpal?

person can provide information about a relative. This was possible to a limited extent before modern genetics. What is new is the extent to which these possibilities can be realized; and this extent is forcing us to rethink medical confidentiality.

Case 1: Genetic tests reveal secrets of paternity

Let me start with the revealing of secrets. Here is a realistic case from a modern genetics service reported in *The Lancet*.

> John and Sarah attend the genetics clinic after the diagnosis of an autosomal recessive condition in their newborn baby. The disorder is severe and debilitating and there is a high chance that the child will die in the first year. The gene for this disorder has just been mapped and there is a possibility that prenatal diagnosis would be possible in a future pregnancy. John and Sarah give their consent for a blood sample to be taken for DNA extraction, from themselves and their affected child.

At the first meeting with the geneticist the couple are told that the chance of any of their future children having the condition is 25 per cent (see Figure 21). This is correct on the assumption that John was the biological father of Sarah's newborn baby.

Molecular analyses of the DNA samples, however, reveal that John is not the father of the child. One implication of this is that any future baby, who is the biological child of John and Sarah, is very unlikely indeed to have the debilitating condition. This is because

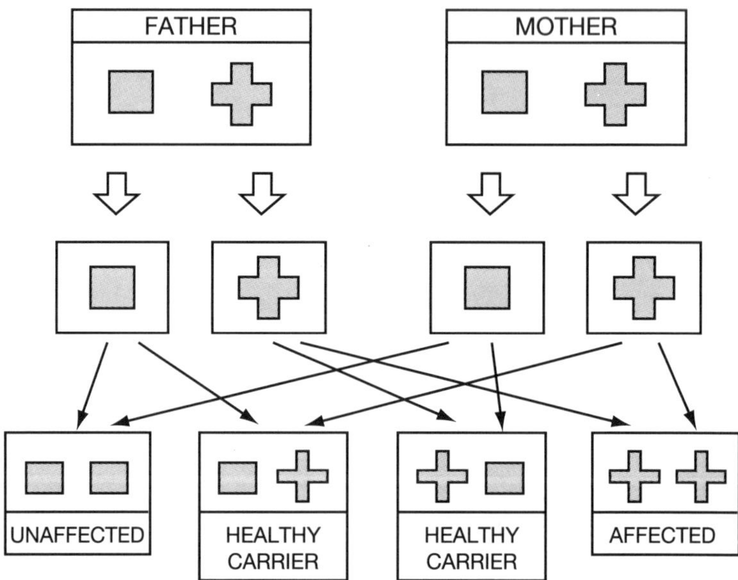

21. Autosomal recessive inheritance.

only about one in 1,000 people have the recessive gene. John will almost certainly have the normal gene, and this will prevent his children from having the condition.

Should the geneticist disclose, to John, the finding that John is not the father of the newborn baby?

One important US report recommends disclosure to both partners in situations like this. But this report stands alone in preferring an honest and open approach. The influential Committee on Assessing Genetics Risks at the Institute of Medicine in the US recommends that in cases like these only the woman should be told and that: 'Genetic testing should not be used in ways that disrupt families'. Most surveys suggest that most geneticists support this latter approach, both in the US and Europe. A cross-cultural comparison in 1990 argued that 'Protection of the mother's confidentiality over rides disclosure of true paternity'.

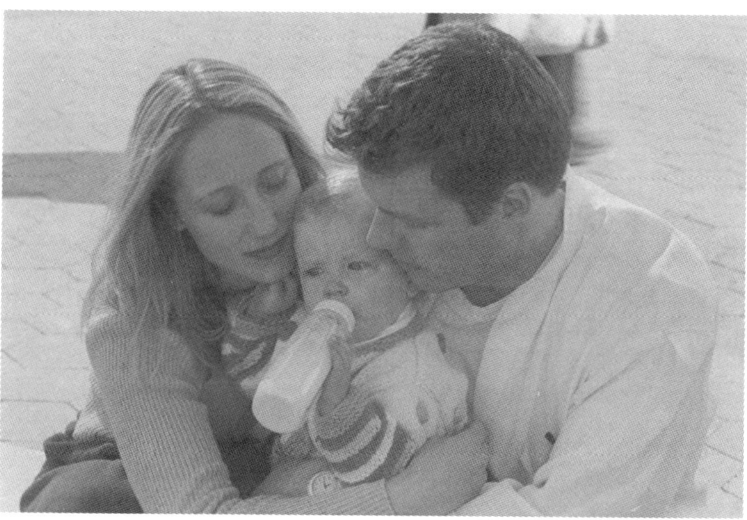

22. DNA testing shows that, unknown to him, the man is not the father of the baby. What should the genetic counsellor tell him? (Posed by models.)

Many geneticists would be prepared to tell a lie or fudge the issue, for example by claiming that the child with the condition has the condition as a result of a new mutation, rather than being honest with their patient. A survey of patients, as opposed to doctors, carried out in the US, suggested that three-quarters thought that the doctor ought to tell the husband that he is not the father of the child, at least if he asked directly. The majority of those in that survey were women.

Medical confidentiality

Hippocrates, known as the Father of Medicine, was born on the Greek island of Cos in about 460 BC. The Hippocratic Oath is one of the earliest known sets of professional guidelines for doctors. Some of the guidelines now seem dated. It is unlikely that the medical students whom I teach would see their obligation to me as quite so significant as Hippocrates' Oath would require.

> I will honour the man who teaches me this art as my own parents; I will share my living with him and provide for him in need; I will treat his children as my own brothers and teach them this art, should they wish to learn it, without charge or stipulation . . .

But what the Oath says about confidentiality is much more relevant:

> Whatever I may see or learn about people in the course of my work or in my private life which should not be disclosed I will keep to myself and treat in complete confidence . . .

In order to pursue the question of the limits of confidentiality I want to make a case comparison: to consider a case that has some features in common with the one I have just been discussing, but where it is perhaps clearer what a doctor ought to do.

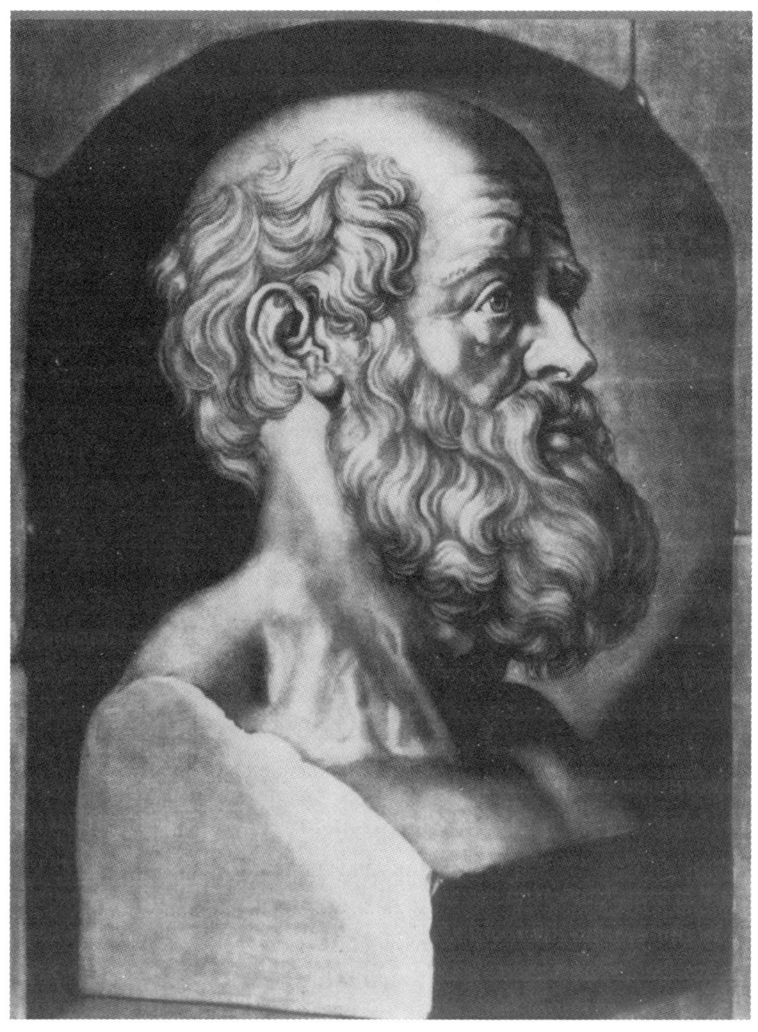

23. Hippocrates, born *c.*460 BC, gives his name to the Hippocratic Oath. This is the origin of medical confidentiality but how should it be interpreted in the era of modern genetics?

Case 2: Paternity revealed by the mother

> . . . following a healthy pregnancy and birth Mary visits her general practitioner for her routine 6-week postnatal visit. Mary's husband, Peter, is registered with the same GP. During the consultation Mary reveals that Peter is not the father of her child.

In a case like this it would be widely accepted that the doctor should not breach the confidentiality of Mary. Doctors, and other professionals, have to take professional guidelines seriously into account when deciding what to do. There would need to be very good reasons why an individual doctor would go against his professional guidelines.

The General Medical Council is the professional body for UK doctors. Its guidelines state:

> Disclosure of personal information without consent may be justified where failure to do so may expose the patient or others to risk of death or serious harm. Where third parties are exposed to a risk so serious that it outweighs the patient's privacy interest, you should seek consent to disclosure where practicable. If it is not practicable, you should disclose information promptly to an appropriate person or authority. You should generally inform the patient before disclosing the information.

In applying such guidelines to a particular situation some interpretation is needed. In this case such interpretation seems relatively straightforward. The harm of not telling Peter does not amount to 'risk of death or serious harm'. The doctor, therefore, should not breach Mary's confidentiality.

Comparing cases 1 and 2

If the doctor should not breach confidentiality in case 2, does it follow that the geneticist should keep quiet about the question of paternity in case 1?

There are important differences between the two cases. In case 1, the fact of non-paternity was discovered as a result of tests for which both John and Sarah gave consent. In case 2 this fact was revealed only by Mary. In case 1, John and Sarah came to the geneticist together to discuss an issue of joint concern. The information concerning paternity is directly relevant to the issue about which John and Sarah came jointly to see the geneticist. Informing Sarah alone does not respect John's interest in knowing the information.

The foundations of medical confidentiality

The case comparison may leave us in doubt about what the geneticist should do in case 1. Consideration of case 2 provides some reasons why the geneticist should keep information about paternity secret from John. But case 2 differs from case 1 in some important respects that might make all the difference.

Perhaps we can be helped by going back to theory and asking what are the fundamental reasons why maintaining medical confidentiality is important. The three most commonly given answers to this question are: respect for patient autonomy; to keep an implied promise; and to bring about the best consequences.

Respect for the right to privacy

An important principle in medical ethics is respect for patient autonomy (p. 65). This principle emphasizes the patient's right to have control over his own life. This principle implies that a person has the right, by and large, to decide who should have access to information about himself – i.e. a right to privacy. On this view the patient who reveals information about himself to the doctor has the right to determine who else, if anyone, should know that information. That is why the doctor should not normally pass that information on to a third party without the patient's permission.

Implied promise

Some argue that the relationship between doctor and patient has elements of an implied contract. One of these elements is that the doctor, by implication, promises not to breach patient confidentiality. Thus patients may reasonably believe that when they come to their doctors there is an understanding that what they say will be kept confidential. On this view, the reason why a doctor should not breach confidentiality is because to do so would involve breaking a promise.

Best consequences

One of the major theories in moral philosophy claims that the right action in any situation is the one that has the best consequences. On this view, it is important that doctors maintain confidentiality because so doing leads to the best consequences. Only if doctors are strict in maintaining confidentiality will patients trust them. And such trust is vital if patients are to seek and obtain the necessary help from doctors.

Do these theories help us in answering the question: should the geneticist tell John that he is not the father of the newborn baby?

The theory of respect for autonomy is ambiguous when we try to apply it to case 1. It all depends on whose autonomy we focus. John's autonomy is respected by telling John; Sarah's by keeping it secret from John (unless Sarah gives permission to tell John).

The implied promise theory is similarly problematic. In normal clinical practice, as exemplified by case 2, it is clear that the patient (Mary) can expect the doctor to respect her confidentiality. But it is not so clear what the implied elements of the 'contract' are in case 1. John might reasonably expect that all information relevant to future reproductive choices will be shared openly with both him and his wife.

A consequentialist account certainly gives reasons for why the doctor should not breach confidentiality on the grounds of the possible deleterious effect on the family. This is the main reason why most geneticists would not tell John that he is not the biological father of Sarah's child. But it is not entirely clear that the consequences of keeping John ignorant are better than informing him of the truth. Is it right that Sarah needs to be protected from the consequences of her act and will it be better for the family if this remains a secret? This is an example of a major practical problem with consequentialism: even if you think that consequentialism is the right moral theory, it is often impossible to determine with sufficient degree of certainty what the various consequences of different courses of action are likely to be.

It seems that returning to the fundamental theory of what underpins the moral importance of confidentiality has been of no more help than case comparison. We remain uncertain whether the doctor should tell John that he is not the biological father of Sarah's child. The difficulty, I believe, is that we have been focusing on the wrong aspect of the problem. The key question is not whether there are sufficient grounds, in terms of John's interests, for breaching Sarah's confidentiality. The question is whether the information that the newborn baby is not, contrary to John's current belief, his biological baby, is as much 'his information' as Sarah's. Whose information is it? Let us examine this question through the lens of a further case.

Whose information is it? Case 3: Secrets and sisters

> A four year old boy has been diagnosed with Duchenne Muscular Dystrophy (DMD) . . . DMD is a severe, debilitating and progressive muscle-wasting disease in which children become wheelchair-bound by their early teens and usually die in their twenties. It is an X-linked recessive condition and whilst it is carried by girls it is only . . . boys who are affected. The boy's mother, Helen, is shown to

be a carrier for the mutation. Women who are carriers do not show symptoms of the condition, but half of their sons will inherit it from them and will be affected.

Helen has a sister, Penelope, who is ten weeks pregnant. Penelope's obstetrician referred her to the genetics team after she told him that her nephew had speech and development delay. She told him that although she was not close to her sister and had not discussed it with her, she was concerned about the implications for her own pregnancy. In her discussions with the clinical geneticist (who did not know at this stage that both sisters were patients in the same clinic) Penelope made it clear that she would consider terminating a pregnancy if she knew that the fetus was affected with a serious inherited condition. Speech and development delay are features of a range of conditions and would not of themselves indicate carrier-testing for DMD. In addition, because the DMD gene is large and there are a number of possible mutations, testing without information about which mutation is responsible for the nephew's condition is unlikely to be informative.

At her next meeting with her clinical geneticist, Helen says that she knows that her sister is pregnant and that she understands that the pregnancy could be affected. She also says that she has not discussed this with her sister, partly because they don't really get on, but also because she suspects that if her sister were to find out, and if the fetus turned out to be affected, she would terminate the pregnancy. Helen feels very strongly that this would be wrong. She knows that her sister does not share her views, but Helen says she has thought long and hard about the issues and has decided that she wants her test results and information about her son to remain confidential.

(Parker and Lucassen, *Lancet*, 357 (2001))

I want to put aside the question of whether Penelope should or should not have a termination if her foetus carried the gene. Parker and Lucassen propose two models: the personal account model and the joint account model.

The personal account model

The personal account model is the conventional view of medical confidentiality. On this view the information about Helen's genetic state – as a carrier of Duchenne's muscular dystrophy – 'belongs' to Helen, and Helen alone. Respect for such confidentiality is important. It has, however, long been recognized that there are limits to such confidentiality, as has already been highlighted by the GMC guidelines quoted above. But these limits are the exception. On this view the key question is whether the foreseeable harms to Penelope if the information is not disclosed are sufficiently serious to justify breaching Helen's confidentiality.

The joint account model

On the joint account model, genetic information, like information about a joint bank account, is shared by more than one person. Helen's request is not about the appropriate limits of confidentiality – it would be analogous to asking the bank manager not to reveal information about a joint account to the other account holders. On this view genetic information should be seen in a completely different way from most medical information. It is information that should be available to all 'account holders' – i.e. to all (close) genetically related family members. That is, unless there are good reasons to withhold the information.

These two models see the onus of proof, with respect to sharing information, in opposite ways. On the conventional, personal account, model we ask: are the harms to Penelope so great that they override Helen's right to confidentiality? On the joint account model the genetic information, although obtained from Helen's blood and medical history, 'belongs' to the family. Penelope has a right to such information as it is key information to help her to know important aspects of her genetic make-up. There would need to be a very good reason, in terms of Helen's interests, to justify denying Penelope access to the genetic test for DMD.

Helen knows something not only about herself and her son but also about Penelope and her unborn child. Helen knows that Penelope's foetus has a significant chance of suffering from DMD; but Penelope does not know this. This asymmetry of knowledge is unfair to Penelope. The personal account model fails to take this fact into account.

Genetic information challenges the individualistic nature of many of the moral assumptions made in discussions of medical ethics in both Northern Europe and North America. Perhaps the cases we have been considering raise a deeper issue about medical confidentiality in some other settings. We are interconnected, both biologically and socially. No man is an island, entire of itself. Indeed our connections with each other extend not only to our close genetic relatives but across the globe, as we shall see in the next chapter.

Chapter 8
Is medical research the new imperialism?

> . . . a kind, forgiving, charitable, pleasant time; the only time I know of, in the long calendar of the year, when men and women seem by one consent to open their shut-up hearts freely, and to think of people below them as if they really were fellow-passengers to the grave, and not another race of creatures bound on other journeys.
>
> (Charles Dickens, *A Christmas Carol*)

Tomorrow's medicine is today's research. That is why the question of how we allocate resources to research is at least as important as the question of how we allocate resources to health care itself. But this is not a question that you will find has been the focus of much ethical discussion. Most discussion about the ethics of medical research addresses the question of how research should be regulated. Indeed, medical research is in many ways much more strictly regulated than medical practice. From a perusal of the innumerable guidelines on medical research you could be forgiven for thinking that medical research, like smoking, must be bad for your health; that in a liberal society, since it cannot be altogether banned, strict regulation is needed to minimize the harm that it can do.

The reason for this strict control lies in history. The appalling experiments carried out by some Nazi doctors led, in 1946, to the

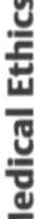

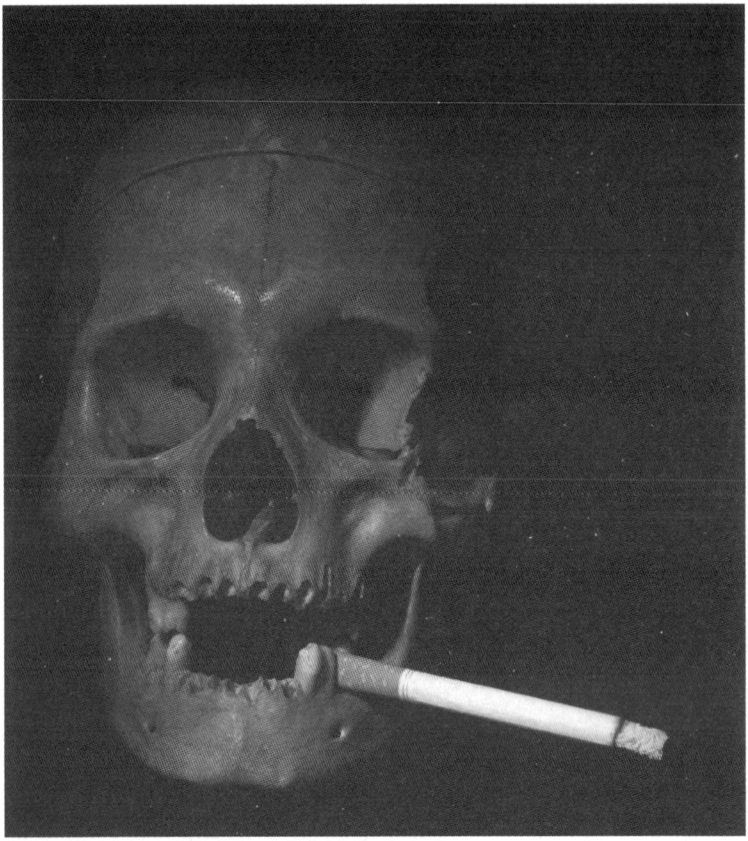

24. From reading the many guidelines you might think that medical research, like smoking, must be bad for your health.

first internationally agreed guidelines on medical research involving people – the Nuremberg Code. This code consisted of ten principles and these were incorporated by the medical profession into the Declaration of Helsinki, which was first published by the World Medical Association in 1964 and last updated in 2000. The Declaration of Helsinki has many offspring of varying legitimacy in the form of guidelines for medical research. These guidelines highlight four main issues: respect for the autonomy of the potential participants in research; the risk of harm; the value and quality of the research; and aspects of justice.

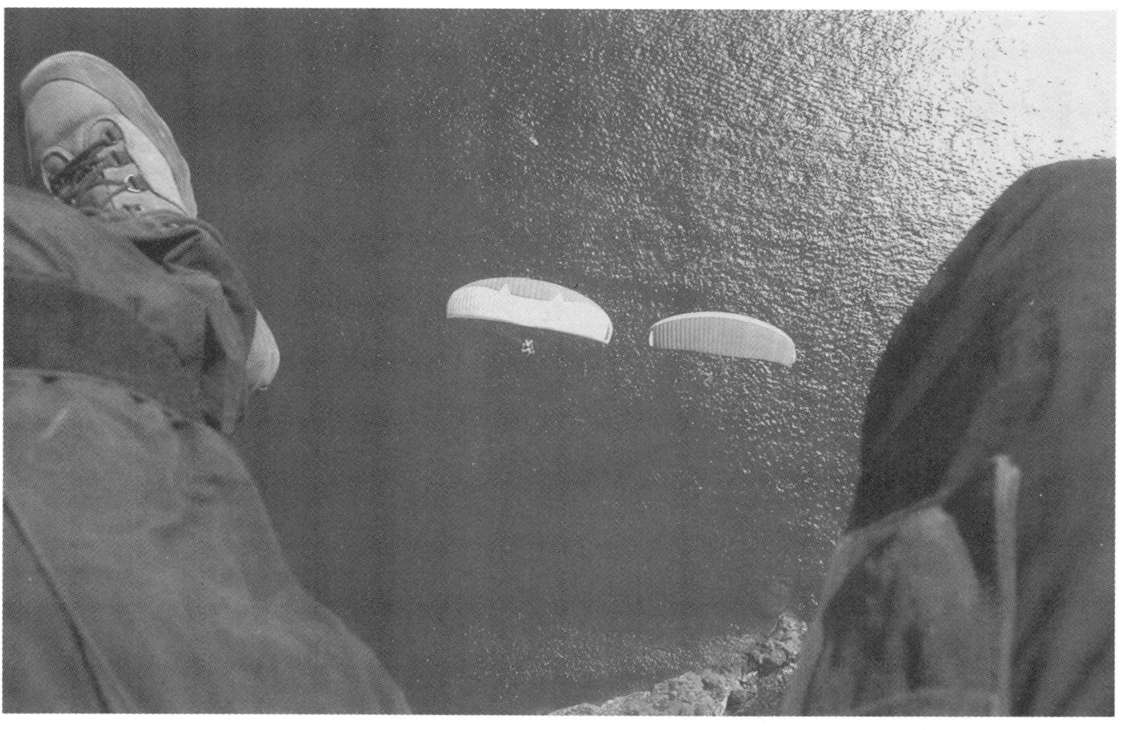

25. Competent adults can take risks in order to enjoy paragliding, but are not allowed to take comparable risks in order to help with medical research. Isn't this an infringement of our basic liberties?

The position taken on the risk of harm is rather interesting. Guidelines agree that research participants should not be put at more than 'minimal risk of harm'. This is the case even if the participant is a competent adult fully informed about the risks and benefits and who voluntarily agrees to take part. Although it is not entirely clear what is meant by minimal harm, it seems to be set at a level taken by somewhat risk-averse people in their normal lives. In other words the guidelines are highly paternalistic.

Why should risk of harm be more carefully controlled, and more restrictive, in the context of medical research, than it is in other areas of our lives? We do not prevent the sale or purchase of skis, motorbikes, or hang-gliders, although these expose purchasers to moderate risks. Why should the control of medical research be different?

Double standards

This is only one example where the regulation of medical research imposes standards that seem out of keeping with other areas of life. Another example is with regard to the amount of information provided to patients who are being asked to take part in a clinical trial.

Contrast these two situations:

Clinical case

Dr A sees patient B in the outpatient department. B is suffering from depression of a type likely to be helped with antidepressants. There are several slightly different antidepressants available. Dr A advises B to take a particular antidepressant (drug X) – the one with which he is most familiar and which is suitable for B. Dr A informs B about the likely benefits and the side effects of drug X. However, he says nothing about the other antidepressants that he could have prescribed instead.

Clinical trials

These are the standard method of assessing the value of a medical treatment. Suppose e.g. that the standard current treatment for disease D is drug X. A new drug, Y, has been developed. Preliminary studies suggest that Y may be an effective treatment for D, and possibly better than X. The best way to find out which drug is better is to give some patients with the disease drug X and others drug Y, and then see which group of patients does better. The group of patients receiving the new experimental drug (Y) is called the 'experimental' group. The group receiving the conventional treatment (X) is called the 'control' group. It is important that the two groups of patients (the experimental and control groups) are broadly similar. The trial results would be misleading if there were e.g. significantly more severely ill patients in one group than in the other group. The best way of ensuring that there are no significant differences between the groups is to use a random method ('tossing a coin') for allocating patients to each group, and to have a large number of patients in the trial. The best clinical trials are large randomized controlled trials (RCTs). When a treatment, such as a drug, is developed (treatment Y) for a condition where there is no current (conventional) treatment, the control group is given a 'placebo' – a dummy drug. Thus, if Y is a new drug that is taken as a tablet, the placebo would be a tablet that looks like the tablet containing Y but does not contain the active drug (Y). This is important because, for many conditions, patients can improve to some extent simply by believing that they are receiving active treatment. Doctors, furthermore, can be biased, when assessing a patient's improvement in health, by knowing whether the patient has been taking active treatment. It is therefore important that neither the patient nor the doctors know whether the patient is in the experimental or control groups.

Research case

A randomized controlled trial is under way to compare two antidepressants: drug X and drug Y. Although Dr A tends to prescribe drug X, on reflection he does not think that there is currently good evidence to prefer X to Y. It could be important to establish the relative effectiveness, and adverse effects, of each. Dr A therefore agrees to ask suitable patients whether they would be prepared to take part in the trial. Dr A sees B in the outpatient department. B is suffering from depression and would be a suitable candidate for the trial. In order to conform to the standards laid down by research ethics guidelines Dr A must obtain valid consent for B to enter the trial. He must inform B about the trial and its purpose. He must also inform B about both drugs X and Y and tell B that a random process will be used to choose which will be prescribed.

In the research case the guidelines and research ethics committees (also called institutional review boards) require Dr A to inform B about both drugs, and about the method of choosing which to prescribe. In the clinical case this standard of informing is not the norm. Is this difference justified? If it is, then the standards are simply different. If it is not then we are operating 'double standards' – i.e. standards that are different and where the difference is not justifiable. Double standards are an example of inconsistency. They tell us that at least one of the standards needs to be changed.

Medical research in the Third World

It is a third example of different standards on which I want to focus in this chapter. Under scrutiny here is not a comparison between research and ordinary life, nor between research and medical practice, but between research in rich countries and research in poor countries.

The Council for International Organizations of Medical Sciences laid down the following principle in its 1993 guidelines:

> The ethical implications of research involving human subjects are identical in principle wherever the work is undertaken; they relate to respect for the dignity of each individual subject as well as to respect for communities, and protection of the rights and welfare of human subjects.

Marcia Angell, the former editor of the *New England Journal of Medicine*, wrote: 'Human subjects in any part of the world should be protected by an irreducible set of ethical standards.' Was this principle of equity breached by the following research studies? Angell thought that it was.

Preventing HIV transmission to infants in poor countries

The Human Immunovirus (HIV) causes the disease AIDS. A pregnant woman, infected with the HIV, may pass the infection on to her child. This is known as 'vertical transmission'. Treatment of a pregnant woman, infected with the HIV, with zidovudine (known as the ACTG 076 regimen) reduces the chance of vertical transmission. This regimen involves taking zidovudine by mouth (orally) during pregnancy, and being given it by injection into a vein during labour; and includes further doses to the newborn infant. This regimen is too expensive to be generally available in poor countries. A cheaper, but effective, regimen would potentially prevent a very large number of babies being infected with the HIV in poor countries. Without a cheaper regimen there is no available treatment in poor countries to prevent vertical transmission of HIV.

In 1997 the ACTG 076 regimen was the standard in the US because it was the only one that had been shown to be effective. It was thought possible that a cheaper regimen involving only oral zidovudine might be effective.

Two possible designs of trials to be carried out in poor countries are scientifically reasonable. The first is to compare the cheaper

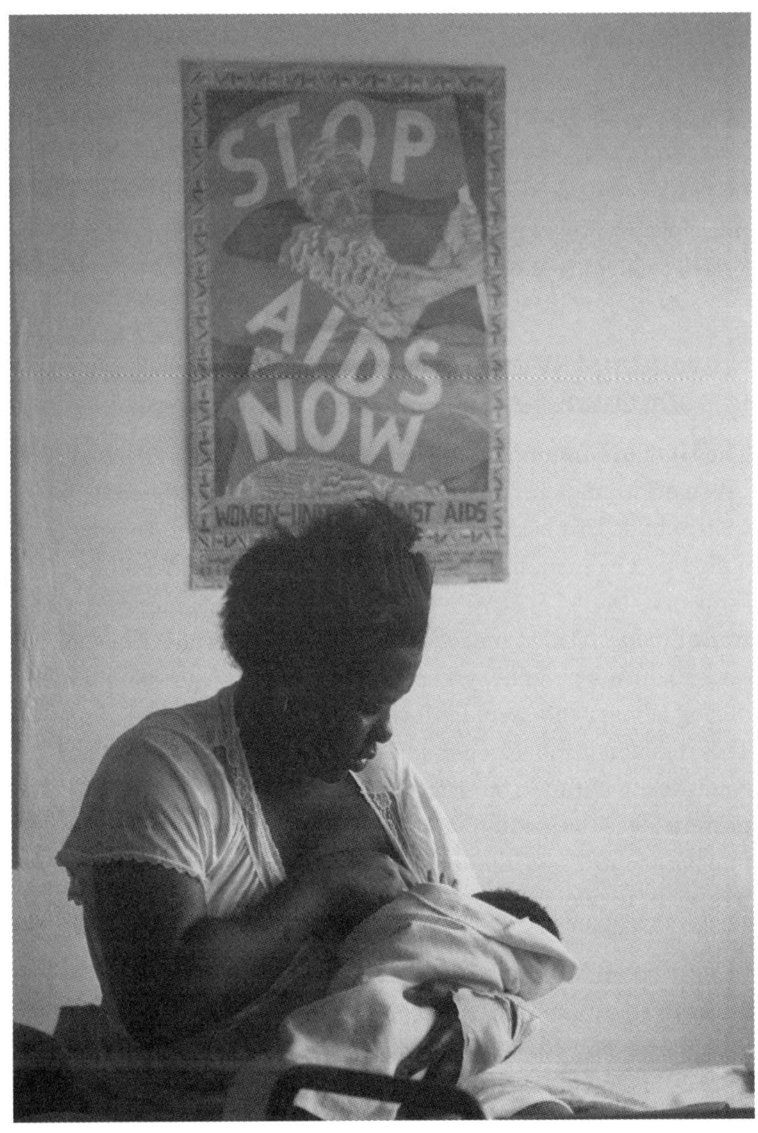

26. Will the 'ethical guidelines' that control international medical research slow down the development of effective treatments for those in poor countries?

regimen with a placebo. The second is to compare the cheaper regimen with the expensive regimen (ACTG 076). The first design is aimed at answering the question: is the cheap treatment better than nothing (placebo)? The second design is aimed at answering the question: is the cheap regimen as effective as the expensive regimen? In this case it was not realistic to introduce the expensive regimen as standard treatment into poor countries so the key question to be answered by the research was whether the cheaper regimen was better than nothing. This question can be answered more quickly, will involve fewer patients, and be cheaper using the first (placebo-controlled) design and it was this design that had been used in several studies, funded by rich countries, but conducted in poor countries.

It is generally accepted that the control group in a treatment trial should receive whatever is standard treatment (i.e. they should not be disadvantaged by the fact of taking part in the trial compared with people who are not in the trial). If you were taking part in a treatment trial in the UK or the US, a trial that was evaluating a new promising blood pressure drug, then you would be treated either with the new drug, or with what is current best treatment. You would not be given a placebo. That would be unethical because there is already known effective treatment.

Thus it would have been unethical in the sponsoring country (the US) to have carried out a placebo-controlled trial of the cheaper regimen because standard treatment in the US is the expensive (ACTG 076) regimen. On the principle of equity, therefore, many commentators thought that it was unethical to carry out a placebo-controlled study in the poor country: a double standard was operating. Furthermore the study was in breach of the Declaration of Helsinki which states that controls in treatment studies should receive the best current treatment.

But there are powerful arguments against this position. If the trial were conducted in a rich country it would be wrong for any patient

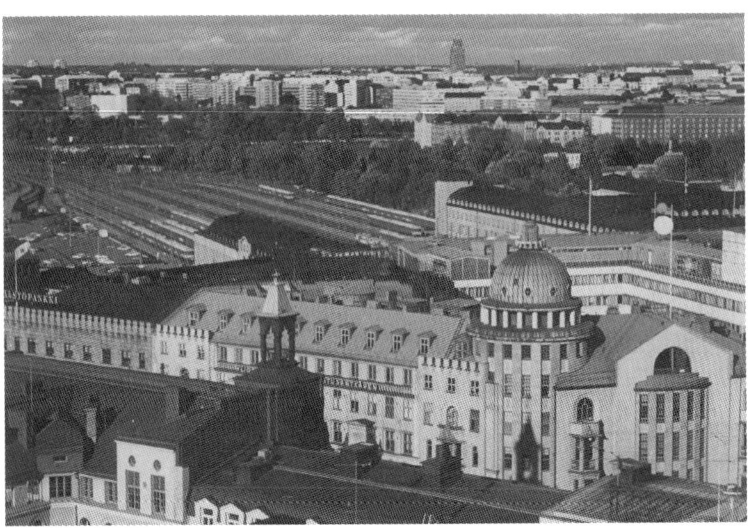

27. Helsinki: the Declaration of Helsinki provides the core ethical principles governing medical research across the world.

in the trial to receive placebo, since in normal clinical practice they would be receiving an active treatment. And this active treatment is known to be better than placebo. Now consider the case in a poor country. In normal clinical practice a patient would not receive any treatment. Indeed, many pregnant women infected with HIV would not receive any health care at all. The principle, stated in the Declaration of Helsinki, that those in the control arm should receive current best treatment is ambiguous. Does current best treatment mean best anywhere in the world, or best in the country where the research is being carried out? Those who believe that the placebo-controlled trial in the poor country was unethical think that the responsible ethics committee should not have allowed a trial using placebo control to be undertaken. But without the trial no one in the poor country would be receiving treatment to prevent vertical transmission. No one, therefore, receives worse treatment as a result of the placebo-controlled trial, and several people (those receiving the new treatment regimen) are likely to receive better treatment (although until the trial is carried out we don't know for certain that the new regimen is beneficial). And this is in marked contrast with the situation if a placebo-controlled trial were being carried out in a rich country, because in that case those given placebo would be worse off than patients not in the trial. In short, no one is harmed as a result of the placebo-controlled trial if it takes place in a poor country and some people stand to benefit.

The conclusion from this argument is that it would be better overall, for people in the poor country, that the placebo-controlled trial takes place. Those in the poor country also stand to benefit in the future from the trial as it may lead to the development of a treatment to prevent vertical transmission that is affordable for poor countries. If the trial were prevented from taking place, on the grounds that it is unethical because inequitable to people in poor countries, those in the poor country would be worse off. If equitable treatment means no treatment at all, give me inequitable treatment.

Against this it might be argued that, although the placebo-controlled trial is better than no trial, it would be better still to use the expensive regimen as control. But this would cost more. Who should pay? Perhaps those in rich countries should pay more to poor countries but it is not clear that this should be imposed on the sponsors of this research. Nor is it clear that the money is best spent on providing expensive HIV treatment for those who are allocated to the control arm of this trial. The extra money might be better spent in other ways – in ways, for example, that have greater beneficial effect on the health of those in poor countries.

In conclusion, the placebo study is not unethical – no one is harmed as a result of the study and some benefit. It would be worse for those in the poor country if the study did not take place. The principle stated in the Declaration of Helsinki and quoted above should be interpreted to mean that the control group should receive best treatment in the society in which the study takes place, not best treatment anywhere in the world. There is an ethical issue about the low level of health care available to those in poor countries – this is a major problem of justice. But this question needs to be tackled by governments and industry. This deep underlying and fundamental inequity should not be used to block research that, overall, benefits those in poor countries.

I have put forward two opposed positions.

1. That it is unethical to use a placebo control in a clinical trial carried out in a poor country when such a control would not be thought ethical had the research been carried out in a rich country. The ethics committee should not have allowed the trial described above to have taken place.
2. That the placebo control was not unethical, even if not ideal, and that it was right that the ethics committee allowed the trial to go ahead.

The first position seems to be on the side of the angels, making a bold claim of principle that those of us in rich countries should not treat people in poor countries any differently from ourselves. The second position uses the cold knife of rational argument to cut through our humane intuition and show that it is misguided. What should we do when rational argument contradicts humane intuition? The answer must be: re-examine both our intuitions and our arguments. Why does the first position seem to be on the side of the angels? Because we feel that it is treating those who are less privileged than ourselves as we would be treated. If we act according to the second view we have a niggling feeling that we are exploiting the poor. But the criticism of the first position seems valid: that by being precious about setting the same standards in poor countries that we would in rich countries we are making a decision (stopping the research) that will take away benefit from the very people towards whom we are wanting to be fair.

The clue to the way out of this impasse lies in the phrase 'exploiting the poor'. Someone can benefit from something but still be exploited. Consider coffee pickers in South America employed by an international company and paid low wages. Without such employment they may be even worse off. But if the company is making large profits, it is exploiting the pickers. The benefits should be fairly shared: that is what 'Fairtrade' is all about. Both of the opposed positions that we have been considering are too narrow.

The first position is right in highlighting the issue of equity, an issue closely related to exploitation. But it is wrong in blindly applying a principle (that controls should be given best treatment) that has been developed in a quite different context. The second position is right in showing that applying the principle is not in the best interests of those in poor countries, but it is wrong in considering only two possibilities. A much broader perspective is needed, and the starting point for that broader perspective is that the overarching ethical concern is the huge disparity in wealth and health care between rich and poor countries.

The implications of this perspective for international medical research include: (a) that the research must be conducted in ways that provide appropriate benefits to those in the poor country; and the benefits between rich and poor must be appropriately shared; (b) that a realistic view be taken as to what can be sustained in the poor country in order to properly evaluate how the benefits to poor countries can be maximized; (c) that the researchers have responsibilities not only to those in the poor countries who take part in the research but to the wider population. A public health perspective is therefore needed. A narrow focus on the best interests of the research participants only, without regard to the population, is excessively individualistic.

Henry Ford famously said: 'History is more or less bunk'. It has also been said, although I do not by whom: 'Those who are ignorant of history are condemned to repeat it'. The current international regulation of medical research grows, distorted by the long shadow of the Nazi past. This regulation is reactive, and obsessed with one main concern: to protect research participants from being abused. Important though this is there has been a failure to tackle the ethical implications of asking the constructive question: how can the good from medical research be maximized? Nowhere is this constructive approach more urgently needed than in research in poor countries.

Benatar and Singer write:

> There is thus a need to go beyond the reactive research ethics of the past. A new, proactive research ethics must be concerned with the greatest ethical challenge – the huge inequalities in global health.

Precisely so.

Chapter 9
Family medicine meets the House of Lords

> Out of timber so crooked as that from which man is made nothing entirely straight can be built.
>
> (Immanuel Kant)

Medical ethics deals, as we have seen, with some of the big issues of life, and death. It faces the extraordinary, both natural and man-made: conjoined twins, madness, assisted reproduction, cloning. Were you to base your understanding of medical ethics on the cases that hit the headlines you might think it a discipline concerned almost exclusively with the bizarre.

Doctors need to make judgements involving ethical values in the day-to-day practice of medicine, even in something as mundane as the treatment of raised blood pressure. For example, at what pressure should the patient be offered treatment? A population perspective might suggest that treatment of quite mild hypertension would prevent many people from suffering a stroke. For an individual the small reduction in absolute risk of stroke may not be worth the side effects of treatment. What factors should influence the choice of anti-hypertensive? How many of the possible side effects should the doctor reveal? Is there a danger that by mentioning some of the possible side effects, such as lassitude, the patient will be more likely to suffer them? Should the doctor accept the free dinner, with educational talk, from the manufacturer of one

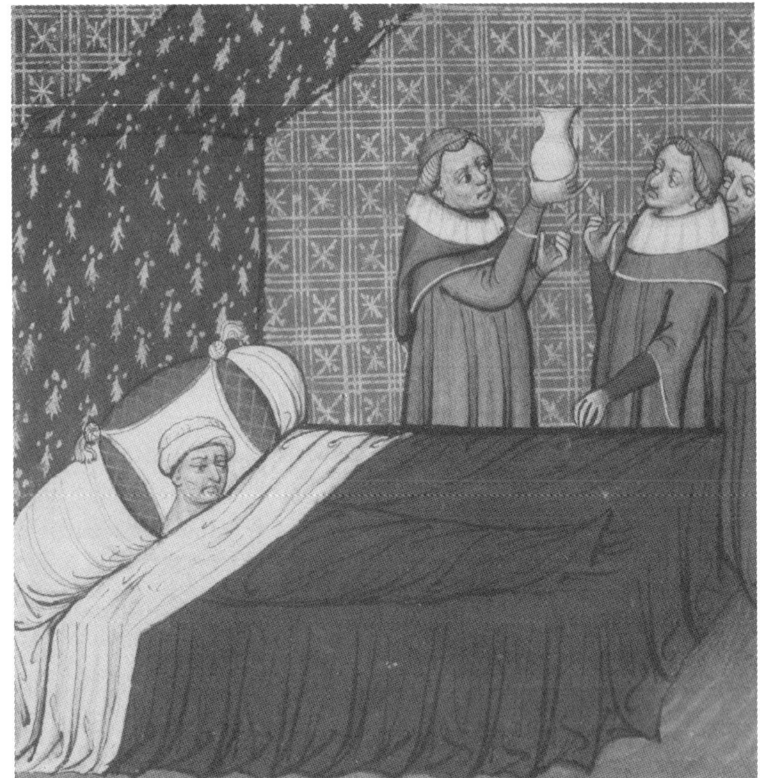

28. Ethical issues arise in the practice of ordinary everyday medicine.

of the principal anti-hypertensive drugs? Might this affect her prescribing decisions for the wrong reasons?

In this final chapter I want to look at two situations that most family doctors will have had to face. The ethical issues do not arise from any modern technology but from a problem only too familiar to health professionals: that families rarely enjoy the uncomplicated, easy, and unremittingly happy relationships that advertisements from the 1950s might lead you to expect.

The sixteenth-century essayist, Montaigne, a man who could write as comfortably about male impotence as on the education of children, had 57 maxims carved on the wooden beams of his study.

They included Terence's bold statement, which should perhaps be engraved on the stethoscopes of doctors: 'Nothing human is alien to me'. Difficult to achieve, of course, but a worthy aspiration for those whose jobs are aimed at helping people through difficult times. A tolerance of, perhaps even a fondness for, human frailty – Kant's crooked timber of humanity – is an important virtue in a health professional.

> The web of our life is of a mingled yarn, good and ill together; our virtues would be proud if our faults whipp'd them not, and our crimes would despair if they were not cherish'd by our virtues.
>
> (Shakespeare, *All's Well That Ends Well*, Act IV. Iii. 68–71)

What should the family doctor do when faced with the following situation?

Case: Dementia

Mr C is a 70-year-old man with dementia and long-standing lung disease (chronic obstructive pulmonary disease). He is cared for at home by his 72-year-old wife. He has frequent chest infections for which he receives antibiotics and he requires oxygen at home because of his lung disease. His most recent chest infection has not responded well to antibiotic tablets and his general condition is deteriorating. He is not eating and is drinking little. It is possible that, with hospital treatment, including intravenous antibiotics and physiotherapy, he may recover from this infection, although he is bound to develop a similar infection again in the near future. Admission to hospital in the past has caused him distress because he does not cope well with changing environments. His wife, however, says that she thinks that he should go to hospital so he can be given maximum treatment.

Imagine that you are the doctor and you think that Mr C's best interests would be served by his staying at home and being made comfortable. He is likely to die very soon at home; but he is likely to

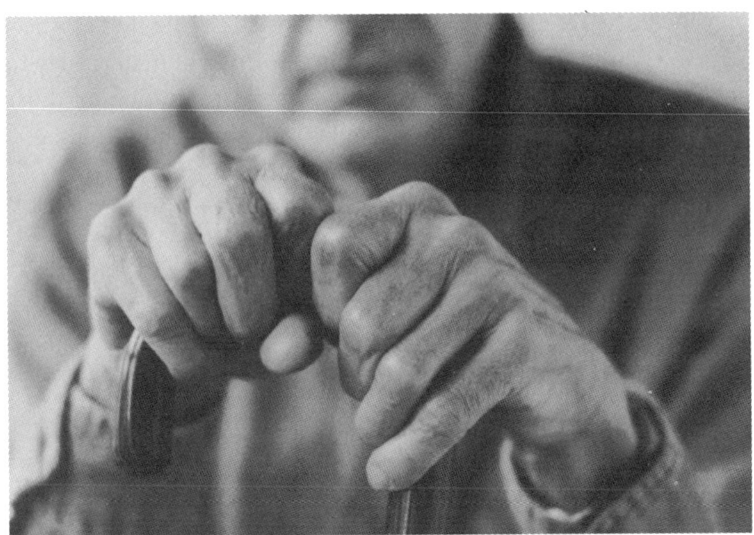

29. Home or hospital case? Who is to decide, and how?

die within a few months whatever happens. Because of his dementia his life is much less rich than the life that he used to lead. A few months of extra life in his state is just not worthwhile, particularly given the distress that hospital admission will cause him.

You think it is best for him to remain at home; his wife wants him in hospital. Where do you go from there?

There are common variations on this situation.

Variation 1

Mr C's wife agrees with you that the best thing to do would be for Mr C to remain at home, but their daughter, who lives close by, insists that he go into hospital to be given the best chance to recover from this episode of infection. Mrs C seems partly persuaded by her daughter, or perhaps a little bullied.

Variation 2

You, the doctor, think that if he goes into hospital he will recover and return to his usual level of health and that he may live for a year or so longer. You judge his life, although limited because of the dementia, to be nevertheless a happy one. This is partly because his wife looks after him so well. You think that it is in his best interests to go to hospital, but his wife says that she doesn't want him moved from home. She wants to nurse him, even if he will soon die. Perhaps that is what he would have wanted.

How should you think about the question of what is the right thing to do in these situations? In this book I have emphasized rational analysis. On such an approach a good starting place would be to identify some of the issues that might be important. For example, some of the issues that are raised by this case and its variations include the following.

1. Whether Mr C himself is able to form and express a view. This will depend principally on the degree of impairment from the dementia.
2. If Mr C is not now competent to form a view, is it possible to make some judgment about what he would have wanted in this situation?
3. What is in Mr C's best interests? If Mr C is himself competent to decide then his view of his best interests should normally prevail, but if Mr C is not competent to decide for himself the doctor will have to come to a view on what are Mr C's best interests. This may be a difficult issue. Is there a danger that the doctor will believe that because of the dementia Mr C's current life is not worth living and therefore it is better for him to be kept comfortable at home? Or is the danger the reverse: that a doctor feels the imperative to treat the infection and to keep Mr C alive. How can any person who is healthy judge what it is like to suffer dementia?
4. Should Mrs C's best interests be taken into account by the doctor or should he focus only on the patient's best interests?
5. Does Mrs C have some kind of right to decide what should happen to Mr C because she is the next of kin?
6. In the case of a disagreement within the family (e.g. a disagreement between Mrs C and her daughter) should the doctor give more

weight to the opinion of one person, e.g. Mrs C, and if so under what circumstances and for what reasons?

Such a list of issues is only the beginning of the analysis. Questions will then arise as to how to balance different aspects; but it makes perfect sense to start with such an analysis.

An alternative to this analytic approach is that of negotiation. Many clinicians would start, not with analysis, but with discussion. Such clinicians might begin by asking Mrs C why she thought that Mr C should go into hospital. What is important for these clinicians is understanding the needs, wishes, and perspectives of all those involved, and working towards an agreed decision that avoids conflicts: not always possible, of course, but with skill and patience it is often successful. In other words, this approach involves negotiation between the key people. It is an approach that most of us are familiar with in our everyday lives. It is how many families might decide what to do on a Sunday afternoon.

The distinction between using analysis and using negotiation in order to come to a decision is not absolute. Both require a mixture of analysis and of discussion. But they are at different ends of a spectrum. Negotiation brings in a perspective on medical ethics that I have not discussed elsewhere in this book. Most of this book, if I can caricature my own position, sees medical ethics as a question of working out the right action to take through reasoning. The reasoning process can be complex and there is no single method for carrying it out. Different problems require different tools. But this view sees medical ethics as essentially an individualistic enterprise: it is for individuals to decide what they believe is the right thing to do. The negotiation approach sees medical ethics – and indeed ethics in general – as essentially a process of interactions between people.

The ways in which health professionals should engage with

patients' families are even more complicated when the patient is not yet fully adult. I want now to consider another situation familiar to family doctors: the case of the 15-year-old pregnant girl.

Case: 15-year-old pregnant girl

A 15-year-old girl comes shyly to her primary care doctor, with a school friend for support. She thinks she is pregnant. Tests reveal that she is: about ten weeks pregnant. She wants an abortion. She is adamant that she does not want her parents to know.

The family doctor should talk to her, of course, although there is an immediate issue of whether the friend should or should not be present. With support and kindness the pregnant girl may come to agree to include her parents in the discussion. Even then the doctor may face difficult ethical issues, for example, the fraught issue of abortion itself. Suppose the doctor has a profound moral objection to abortion, but works in a country where in these circumstances it is legal. If both the girl and her parents want her to be referred to a gynaecologist for an abortion what should the doctor do? Try and persuade the family to change its mind, in which case how persuasive should he be? Or is his moral duty to inform only of the issues and let the family decide?

So, lurking behind this case are the complicated issues both of the morality of abortion, and of what doctors should do when faced with a conflict between professional duties and personal morality.

But neither of these issues is the one on which I want to focus. I want to look at the question of whether the doctor should ever refer the 15-year-old pregnant girl for an abortion without the parents' knowledge. Does the girl have a right to confidentiality? Do the parents have a right to know?

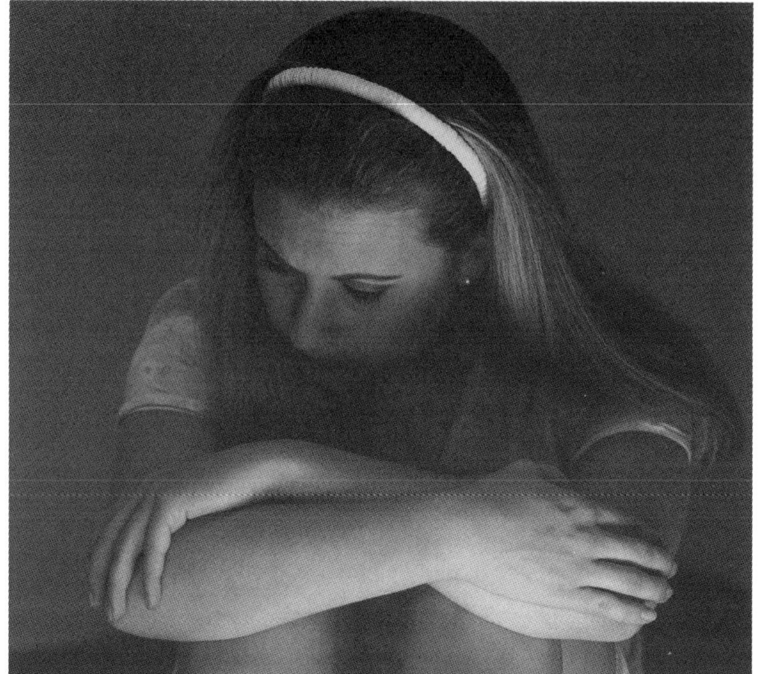

30. A 15-year-old is pregnant but doesn't want her parents to know. Should the doctor keep her confidence or tell her parents? (Posed by model.)

Thucydides' *History of the Peloponnesian Wars*, written in the 5th century BC is a treasure trove for those who love practical reasoning. The Athenian citizens expected carefully reasoned argument before waging war on their neighbours – how different from the sound-bite politics of modern democracies. Each side is given time to put its case without interruption. We can still enjoy this measured oral tradition of ethical reasoning in the legal judgements of our more senior courts.

Parental rights and medical consent, with respect to children under 16 years, was at the heart of a key English legal judgment: the Gillick case.

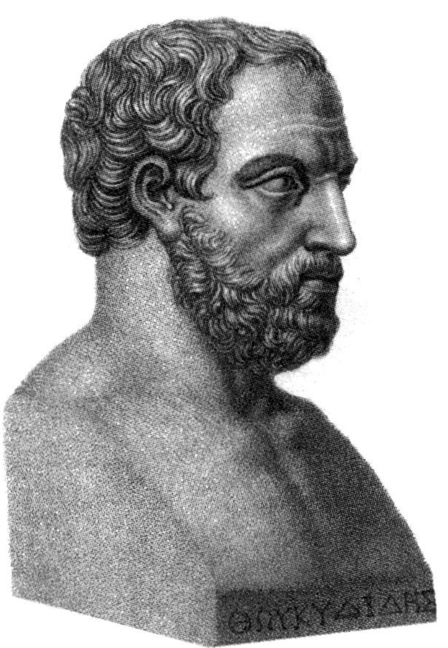

31a. Thucydides' bust.

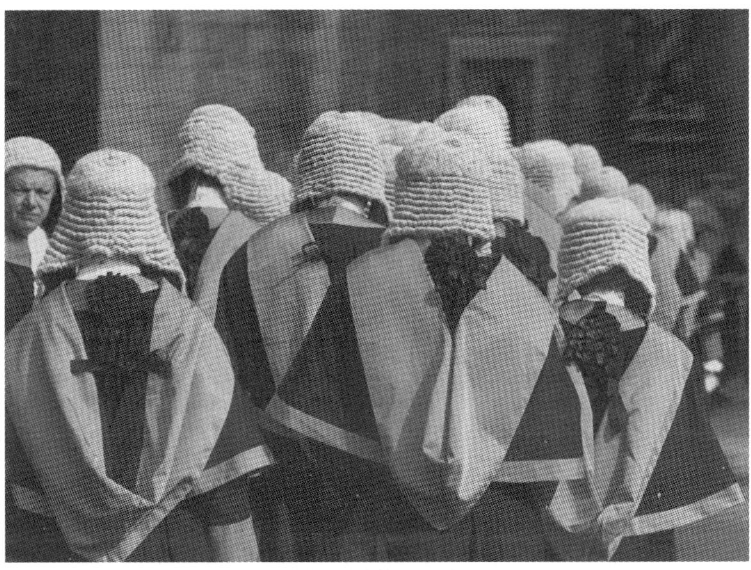

31b. The oral tradition of ethical reasoning is beautifully illustrated in Thucydides' *History*, written two and a half thousand years ago; and is still alive and well, and to be found in the House of Lords.

The Gillick case

The facts

In England, in the early 1980s the government department responsible for the National Health Service (NHS) – the Department of Health and Social Security (DHSS) – issued written advice for doctors about family planning services. This advice included two statements.

(a) That a doctor would not be acting unlawfully if he prescribed contraceptives for a girl under 16 years old, provided that he was acting in good faith to protect her against the harmful effects of sexual intercourse.
(b) That a doctor should normally only give contraception to a girl under 16 with the consent of the parents and that he should try to persuade the girl to involve her parents. Nevertheless, in exceptional cases a doctor could prescribe contraceptives without consulting the parents or obtaining their consent if in the doctor's clinical judgement it was desirable to prescribe contraceptives.

A private citizen, Mrs Victoria Gillick, sought assurance that none of her daughters would be given contraception without her knowledge and consent while they were under 16 years. The relevant NHS authority refused to give such assurance, saying that the issue was part of the clinical judgement for doctors. Mrs Gillick then brought legal action against the DHSS on the grounds that the advice to doctors was unlawful in allowing doctors to provide contraception to girls under 16 years without parental consent.

The case was eventually heard in England's highest court (equivalent to the US Supreme Court): the House of Lords. Five judges heard the case. There is no requirement that the judges agree. The final decision goes with the majority of judges. Each judge delivers his judgement, giving not only his decision but also the reasoning for it. Although the judges are answering the question of what is the correct legal position, and not the question: what is ethically right, the judgements are superb examples of ethical reasoning.

The judgements

Lord Brandon

Lord Brandon came down on the side of Mrs Gillick. Indeed he went further. He concluded that to give contraception to a girl under 16 years, even with the knowledge and consent of the parent(s), was unlawful. His argument, in a nutshell, was as follows:

1. It is a legal fact (because of a statute in English law) that a man who has sexual intercourse with a girl under 16 years, even with the consent of the girl, commits a criminal act.
2. It is also a criminal act to encourage or facilitate a criminal act.
3. Giving a girl contraception or advice about contraception involves encouraging the girl to have sexual intercourse with a man. It amounts to encouraging a criminal act.
4. Some might argue that some girls will have intercourse whether or not they are given contraception, and in such a case the giving of contraception is not encouraging the girl to have intercourse. But this is mistaken for two reasons. First, the fact that the girl is seeking contraception shows that she is aware of, and potentially discouraged from intercourse by, the risk of unwanted pregnancy. Thus, Brandon argues, she and her partner are more likely to 'indulge their desire' if contraception is given. Second, if the law allows a girl under 16 years to get contraception if she convinces her parents and doctor that she will have (unlawful) intercourse anyway, then the girl can essentially blackmail or threaten her parents and doctor to get her own way. Brandon writes: 'The only answer which the law should give to such a threat is, "Wait till you are 16"'.

Lord Templeman

Lord Templeman also supported Gillick, although he took a different position from Lord Brandon. He did not consider it necessarily illegal for a girl less than 16 years to be given contraception if both the doctor and the parent(s) agree that this is in her best interests. He believed that there might be situations where a girl cannot be deterred from illegal sexual intercourse and that providing contraception for the purpose of avoiding an unwanted pregnancy was not encouraging or aiding the illegal act.

But he did not believe that doctors should have the clinical discretion to provide contraception in this situation without the parents' consent. He based this position on four arguments.

1. That a girl under 16 years is not competent to give consent to contraception. He wrote: 'I doubt whether a girl under the age of 16 is capable of a balanced judgment to embark on . . . sexual intercourse.' He gave legal reasons for this position. He argued that, since it is illegal for a man to have sexual intercourse with a girl under 16 years old even with that girl's consent the law must consider such consent as invalid.
2. That the doctor can never be in a position to properly judge whether or not it is in the best interests of the girl to be given contraception without information from the parents.
3. One of the duties of parents is to protect their children from illegal intercourse through persuasion, the exercise of parental power, or through influencing the relevant man. If the doctor gives contraception without informing the parents then he is interfering with the parents' ability to carry out their duty.
4. That parents have rights to know by virtue of being parents.

> . . . the parent who knows most about the girl and ought to have the most influence with the girl is entitled to exercise parental rights of control, supervision, guidance and advice in order that the girl may, if possible, avoid sexual intercourse until she is older.

For a doctor to keep the girl's confidence 'would constitute an unlawful interference with the rights of the parent' to make that decision and with 'the right of the parent to influence the conduct of the girl by the exercise of parental power of control, guidance, and advice'.

'There are many things which a girl under 16 needs to practice', he writes, 'but sex is not one of them'. I suppose he was thinking of piano practice.

Two judges in favour of Gillick. Three judges to go.

Lord Fraser

Lord Fraser disagreed with both the previous judges and with Gillick and came down in favour of the DHSS. He distinguishes three strands of argument.

1. Whether a girl under the age of 16 has the legal capacity to give valid consent to contraceptive advice and treatment.
2. Whether the giving of such advice and treatment to a girl under 16 without her parents' consent infringes the parents' rights.
3. Whether a doctor who gives such advice or treatment to a girl under 16 without her parents' consent incurs criminal liability.

He considers these in order. On the question of legal capacity to give valid consent Lord Fraser considers various pieces of legislation and concludes that none gives legal grounds for necessarily considering someone under 16 as lacking capacity to consent to medical treatment, including contraceptive treatment. With regard to the argument made by Lord Templeman he draws the opposite conclusion. He argues that 'a girl under 16 can give sufficiently effective consent to sexual intercourse to lead to the legal result that the man involved does not commit the crime of rape' (although he still commits a lesser crime).

Lord Fraser argues that the legal basis for parental rights to control a child exist

> for the benefit of the child and they are justified only in so far as they enable the parent to perform his duties towards the child. . . . the degree of parental control actually exercised over a particular child does in practice vary considerably according to his understanding and intelligence and it would, in my opinion, be unrealistic for the courts not to recognise these facts. Social customs change, and the law ought to, and does in fact, have regard to such changes when they are of major importance.

After considering various previous judgements Lord Fraser goes on to write:

> Once the rule of parents' absolute authority over minor children is abandoned, the solution to the problem in this appeal can no longer be found by referring to rigid parental rights at any particular age. The solution depends on a judgment of what is best for the welfare of the particular child. Nobody doubts, certainly I do not doubt, that in the overwhelming majority of cases the best judges of a child's welfare are his or her parents. Nor do I doubt that any important medical treatment of a child under 16 would normally only be carried out with the parents' approval. But . . . Mrs Gillick . . . has to justify the absolute right of veto in a parent. But there may be circumstances in which a doctor is a better judge of the medical advice and treatment which will conduce to a girl's welfare than her parents. It is notorious that children of both sexes are often reluctant to confide in their parents about sexual matters . . . There may well be . . . cases where the doctor feels that . . . there is no realistic prospect of her [the girl under 16] abstaining from intercourse. If that is right it points strongly to the desirability of the doctor being entitled in some cases, in the girl's best interest, to give her contraceptive advice and treatment if necessary without the consent or even the knowledge of her parents.

He dismisses the view held by Lord Brandon that a doctor would be committing a criminal offence under the Sexual Offences Act 1956 by aiding and abetting the commission of unlawful sexual intercourse in giving contraception, or contraceptive advice, to girls under 16.

> It would depend on the doctor's intentions; this appeal is concerned with doctors who honestly intend to act in the best interests of the girl, and I think it is unlikely that a doctor who gives contraceptive advice or treatment with that intention would commit an offence . . .

Lord Scarman

Lord Scarman considers the issue of the capacity of children under 16 years in more detail than Lord Fraser:

> I would hold that as a matter of law the parental right to determine whether or not their minor child below the age of 16 will have medical treatment terminates if and when the child achieves a sufficient understanding and intelligence to enable him or her to understand fully what is proposed.

He concludes that the guidance from the DHSS can be followed without involving the doctor in any infringement of parental right.

Scarman is in agreement with Fraser. Two all with one to go.

Lord Bridge

Lord Bridge raises an issue that is not covered directly in any of the other judgements. He is concerned with the role of legal judgement in cases where there are ethical and social issues, as in the case being examined. He writes:

> if a government department . . . promulgates . . . advice which is erroneous in law, then the court . . . has jurisdiction to correct the error of law . . . In cases where any proposition of law . . . is interwoven with questions of social and ethical controversy, the

> court should, in my opinion, exercise its jurisdiction with the utmost restraint, confine itself to deciding whether the proposition of law is erroneous and avoid . . . expressing ex cathedra opinions in areas of social and ethical controversy in which it has no claim to speak with authority . . .

Having given this warning he takes issue with Lord Brandon and agrees with Lords Fraser and Scarman.

The DHSS wins, Gillick loses: three Lords to two.

Notes and references

Chapter 1

Ice-cream stall owner, in M. Pryce *Aberystwyth Mon Amour* (Bloomsbury: London, 2001)

See W. H. Auden's poem: Musée des Beaux Arts. Faber and Faber, 1979

Isaiah Berlin, *The Hedgehog and the Fox* (Weidenfeld & Nicolson, 1953)

As written by Zadie Smith in the *Guardian* (London) review (1 Nov. 2003), p. 6

Chapter 2

Thucydides, *History of the Peloponnesian War*, tr. R. Warner, (Penguin: London, 1954)

Warburton N, *Thinking from A to Z*, 2nd edn. (Routledge, 1996)

Colin Spencer, *Heretic's Feast: A History of Vegetarianism* (University Press of New England, 1996)

J. Rachels, 'Active and Passive Euthanasia', *New England Journal of Medicine*, 292 (1975), 78–80; reprinted in P. Singer (ed.), *Applied Ethics* (Oxford University Press, 1986) – for the cases of Smith and Jones

J. Glover, *Causing Death and Saving Lives* (Penguin, 1977), p. 93 – for the cases of Robinson and Davies (originally from an article by P. Foot)

For a detailed account of the Cox case, see I. Kennedy and A. Grubb, *Medical Law*, 3rd edn. (Butterworths, 2000)

Chapter 3

J. S. Mill on Bentham in *London and Westminster Review*, 1838; reprinted in *Dissertations and Discussions I*, 1859

Tony Bullimore's account of his rescue is given in *Saved* (Time Warner Books, 1997). Calculating the cost of the rescue is not at all straightforward, as Bullimore himself discusses (p. 293). One could put a price on all the person-hours, the airplane, and ship usage. This would probably come to several million pounds. Alternatively you might argue that all the personnel would have been paid anyway – so the only extra cost was the wear and tear on the planes and ships. Or you could say that the rescue was useful training and cost-free. In many situations the cost estimation of health care interventions are similarly open to enormous variation depending on what is included in the calculation.

Chapter 4

Laurence Sterne, *The Life and Opinions of Tristram Shandy, Gentleman* (1760; Everyman Library), chs. 2 and 1

The Human Fertilisation and Embryology Act, section 13(5)

I. Kennedy and A. Grubb, *Medical Law* (3rd edn. Butterworths, 2000), pp. 1272–3

Montesquieu said that 'Men should be mourned at their birth, and not at their death' (Il faut pleurer les hommes a leur naissance, et non pas a leur mort)

D. Parfit, *Reasons and Persons* (Oxford University Press, 1984), ch. 16

Chapter 5

J. L. Borges, 'The Art of Verbal Abuse', tr. S. J. Levine, *The Total Library* ed. by E. Weinberger (Viking: London and New York, 1999)

J. Rawls, *A Theory of Justice* (Oxford University Press, 1972)

Flew, *An Introduction to Western Philosophy* (Thames and Hudson, 1989)

R. Gillon, *Philosophical Medical Ethics* (Wiley & Son, 1986)

G. Priest, *Logic: A Very Short Introduction* (Oxford University Press, 2000)

Chapter 6

N. Gogol 'Diary of a Madman', 1835 tr. C. English *Plays and Petersburg Tales* (Oxford University Press, 1995)

The discussion on protecting society from dangerous people owes a great deal to Harriet Mather who developed many of these ideas in the course of her studies as a medical student.

L. Reznek, *The Nature of Disease* (Routledge & Kegan Paul, 1987)

B v Croydon District Health Authority (1994) 22 BMLR 13

Chapter 7

M. Montaigne, 'On the Resemblance of Children to their Fathers', *The Complete Essays* tr. M. A. Screech (Allen Lane, The Penguin Press, 1991)

M. Parker and A. Lucassen, *Lancet*, 357 (2001), 1033–5, for the cases concerning paternity

President's Commission on the Ethical Issues of Genetic Testing *Am Med News* 26 (1983) p. 25

Institute of Medicine, Committee on Assessing Genetic Risks, Assessing Genetic Risks (National Academy Press, 1994), p. 276

D. C. Wertz, J. C. Fletcher, and J. J. Mulvihill, 'Medical Geneticists Confront Ethical Dilemmas: Cross-Cultural Comparisons among 18 Nations', *American Journal of Human Genetics*, 46 (1990), 1200–13

General Medical Council 2000 Confidentiality: Protecting and Providing Information www.gmc-uk.org

M. Parker and A. Lucassen, 'Genetic Information: A Joint Account?', *BMJ* (in press)

Chapter 8

C. Dickens *A Christmas Carol*, 1843

T. Hope and J. McMillan, 'Challenge Studies of Human Volunteers: Ethical Issues', *Journal of Medical Ethics 30* (2004) p. 110–116, for standard of 'minimal harm'

I. Chalmers and R. I. Lindley, 'Double Standards on Informed Consent to Treatment', in L. Doyal and J. S. Tobias (eds.), *Informed Consent in Medical Research* (BMJ Books, 2001), pp. 266–76

Council for International Organizations of Medical Sciences (CIOMS) in collaboration with the World Health Organization (WHO) Geneva, *International Ethical Guidelines for Biomedical Research Involving Human Subjects* (1993)

The 1993 guidelines were superseded by revised guidelines in 2002 (www.cioms.ch/frame_guidelines_nov_2002.htm). The revision was, in part, in response to the controversy following the study considered in the second part of this chapter. The members of the group who wrote the revised guidelines were unable to agree over the issues discussed. It is interesting to read the varying opinions (see website above)

M. Angell, 'Ethical Imperialism? Ethics in International Collaborative Clinical Research', *New England Journal of Medicine*, 319 (1988), 1081–3

P. Lurie and S. M. Wolf, 'Unethical Trials of Interventions to Reduce Perinatal Transmission of the Human Immunodeficiency Virus in Developing Countries', *New England Journal of Medicine*, 337 (1997), 853–6

A good way of following the debate on trials in poor countries is to start with the following article that is available on the BMJ website through searching the archive (http://bmj.bmjjournals.com/) Many of the key articles are available free online and can be accessed from the reference list at the end of the following article: Solomon R. Benatar and Peter A. Singer, 'A New Look at International Research Ethics', *BMJ* 321 (Sept. 2000), 824–6.

For an excellent discussion of exploitation see A. Wertheimer, *Exploitation* (Princeton University Press, 1996).

Chapter 9

I. Kant, 'Idee zu einer allgemeinen Geschichte in weltbürgerlicher Absicht', tr. I. Berlin, in *The Crooked Timber of Humanity* (Fontana Press, 1991)

Further reading

I hope that this 'taster' of medical ethics has whetted your appetite for the subject. I have provided further reading for specific topics in each chapter below. First I will recommend more general books and journals.

The methods of medical ethics are of course those of ethics more generally; it is the subject matter that is specific. Having said that, medical ethics is one area of practical ethics that has been particularly innovative in its methodologies. A developing area is the use of empirical methods in medical ethics: collecting data about the real world using, principally, methods borrowed from the social sciences. Empirical research and philosophical analysis can be closely integrated to enrich both. A good book that discusses the use of different methods is: J. Sugarman and D. Sulmasy (eds.), *Methods in Medical Ethics* (Georgetown University Press, 2001).

If you want to delve into general ethical theories and approaches then a good collection of essays on a wide variety of ethical theories is: P. Singer, *A Companion to Ethics* (Blackwell Reference, 1991).

W. Kymlica, *Contemporary Political Philosophy: An Introduction* (Oxford University Press, 1990) summarizes six types of political philosophy: utilitarianism; liberal equality; libertarianism; marxism; communitarianism; and feminism. Although the summaries are short, the level of analysis is philosophically sophisticated.

There are several good encyclopedias of ethics that provide good introductions to a particular topic with good reference lists. Examples are:

R. F. Chadwick (ed.), *Encyclopedia of Applied Ethics*, 4 vols. (Academic Press, 1998)
L. C. Becker (ed.), *Encyclopedia of Ethics* (Garland, 1992)
P. Edwards (ed.), *The Encyclopedia of Philosophy* (Macmillan and Free Press, 1972)

Two contrasting types of ethical theory are worth exploring: duty-based theories and utilitarianism. Three chapters in Singer (ed.), *A Companion to Ethics* (see above), provide clear and fairly detailed accounts of various duty-based approaches to ethics: 'Kantian Ethics' by Onora O'Neill (pp. 175–85), 'Contemporary Deontology' by Nancy Davis (pp. 205–18), 'An Ethic of Prima Facie Duties' by Jonathan Dancy (pp. 219–29). For a short but rigorous account of Kant's moral theory see R. Walker, *Kant and the Moral Law* (Phoenix Orion Publishing Group, 1998), pp. 39–42. The most accessible of Kant's own writings on ethics is: I. Kant, *Groundwork of the Metaphysics of Morals*, tr. and ed. M. Gregor (Cambridge University Press, 1998).

Key essays by the founders of utilitarianism, Jeremy Bentham and John Stuart Mill, including Mill's classic essay, are found in: *Utilitarianism and Other Essays: J.S. Mill and J. Bentham*, ed. A Ryan (Penguin, 1987). A clear and wide-ranging book that provides a useful and up-to-date analysis of utilitarianism is: R. Crisp, *Mill on Utilitarianism* (Routledge, 1997). A short introduction to utilitarianism and its philosophical problems is given in: J. J. C. Smart and B. Williams, *Utilitarianism for and against* (Cambridge University Press, 1973).

Many modern medical ethicists, and also health care professionals, find the approach of 'virtue ethics' useful and interesting. This approach derives from Aristotle and focuses on the character of the people who are faced with the difficult ethical issues. A book that collects together several articles using a virtue ethics approach, some of which are in the field of medical ethics, is: R. Crisp and M. Slote (eds.), *Virtue Ethics* (Oxford Readings in Philosophy; Oxford University Press, 1997). The editors' introduction gives a good analysis of virtue ethics.

A short introduction to medical ethics that takes a quite different approach from this book is: R. Gillon, *Philosophical Medical Ethics* (Wiley & Son, 1996). Gillon's book structures the analysis of medical ethics around the 'four principles' (see p. 65–66) and relates these to clinical practice. For a much larger textbook of medical ethics that pioneered this four-principle approach see: T. L. Beauchamp and J. F. Childress, *Principles of Biomedical Ethics*, 5th edn. (Oxford University Press, 2001), which is the world's best-selling medical ethics textbook.

Other good general books in medical ethics are:

J. Glover, *Causing Death and Saving Lives* (Penguin, 1977): although this is about end of life issues it is a good introduction to philosophical thinking applied to the medical setting

J. Harris, *The Value of Life* (Routledge & Kegan Paul, 1985)

P. Singer, *Practical Ethics*, 2nd edn. (Cambridge University Press, 1993): a racy and readable examination of some of the philosophical issues underpinning medical ethics

M. Parker and D. Dickenson, *The Cambridge Medical Ethics Workbook* (Cambridge University Press, 2001): this provides many cases taken from health care across several European countries, together with analysis of the cases – a combination of textbook and case book

A. Campbell, M. Charlesworth, Grant Gillett and Gareth Jones, *Medical Ethics* (Oxford University Press, 1997): accessible and relatively small textbook written by a team of philosophers and doctors

Medical Ethics Today: The BMA's Handbook of Ethics and Law (British Medical Association, 2004): more medical in its orientation than most textbooks of medical ethics

K. Boyd, R. Higgs, and A. Pinching, *The New Dictionary of Medical Ethics* (BMJ Books, 1997): an alphabetical list of terms and concepts in medical ethics

Together with colleagues, I have written a textbook in medical ethics and law aimed primarily at medical students and doctors: T. Hope, J. Savulescu, and J. Hendrick, *Medical Ethics and Law: The Core Curriculum* (Churchill Livingstone, 2003).

If you want to read some classic papers in medical ethics, the following are useful collections.

J. D. Arras and Bonnie Steinbock, *Ethical Issues in Modern Medicine*, 6th edn. (McGraw-Hill, 2002)
T. Beauchamp and L.Walters (eds.), *Contemporary Issues in Bioethics*, 5th edn. (Wadsworth Publishing Co., 1999)
M. Freeman (ed.), *Ethics and Medical Decision-Making* (Ashgate, 2001)
H. Kuhse and P. Singer (eds.), *Bioethics: An Anthology* (Blackwell Publishers, 1999)

The following are case books in medical ethics: G. E. Pence, *Classic Cases in Medical Ethics*, 2nd edn. (McGraw-Hill, 1994); G. E. Pence, *Classic Works in Medical Ethics: Core Philosophical Readings* (McGraw-Hill, 1998).

The academic world shares ideas through journals as much as through books, or discussion. Many of the articles, although by no means all, are readily accessible to the interested lay reader. The *Journal of Medical Ethics* aims at health professionals as much as at philosophers, and publishes clinical case studies, relevant social science as well as ethical argument. It also has a good website (see below). *Hastings Center Report* covers a wide range with social science and policy-oriented articles as well as more pure medical ethics.

Two other major international journals in medical ethics with a mainly philosophical perspective are: *Bioethics* and the *Kennedy Institute of Ethics Journal*. The *Bulletin of Medical Ethics* provides up-to-date news items and has short articles including briefing articles about, for example, media stories or parliamentary debates. The *Journal of Applied Philosophy* covers applied philosophy generally. This includes such areas as environmental ethics, criminology, business ethics, as well as topics in medical ethics.

There are of course innumerable websites of relevance to medical ethics. Here are three that also offer good gateways to further sites:

http://jme.bmjjournals.com/ This leads to the *Journal of Medical Ethics* website

http://www.ethox.org.uk/ The website for the Ethox Centre – the Medical Ethics Centre in Oxford where I work

http://bioethics.georgetown.edu/ The website of the Kennedy Institute that has the largest medical ethics library in the world. This is a good portal for databases in medical ethics

Chapter 2

If you want to pursue some of the philosophical issues raised in this chapter such as the acts-omissions distinction, or if you want to think about a broader range of problems around the end of life then an excellent, readable and philosophically sophisticated discussion is given by J. Glover, *Causing Death and Saving Lives* (Penguin, 1977). Ronald Dworkin, in his book *Life's Dominion: An Argument about Abortion, Euthanasia, and Individual Freedom* (Vintage Books, 1993), links end of life issues, including abortion, to individual freedom, as its subtitle suggests. This is not a comprehensive account of the issues but the application of a set of related perspectives to end of life issues. A useful book that covers a wide range of issues in medicine at the end of life is: D. W. Brock, *Life and Death: Philosophical Essays in Biomedical Ethics* (Cambridge University Press, 1993).

If you want to read more about euthanasia and physician assisted suicide then the following three books are a good way in to the literature:

M. Battin, R. Rhodes, and A. Silvers (eds.), *Physician Assisted Suicide: Expanding the Debate* (Routledge, 1998)

G. Dworkin, R. G. Frey, and Sissela Bok, *Euthanasia and Physician-Assisted Suicide: For and Against* (Cambridge University Press, 1998)

J. Keown, *Euthanasia Examined* (Cambridge University Press, 1995)

Chapter 3

The argument against the 'rule of rescue' given in this chapter is based on: T. Hope, 'Rationing and Life-Saving Treatment: Should Identifiable Patients have Higher Priority?', *Journal of Medical Ethics*, 27/3 (2001), 179–85.

For a good collection of both practical and theoretical papers covering a wide range of contemporary issues in health care rationing see: A. Coulter and C. Ham (eds.), *The Global Challenge of Health Care Rationing* (Open University Press, 2000); and M. Battin, R. Rhodes, and A. Silvers (eds.), *Medicine and Social Justice* (Oxford University Press, 2002), which provides an up-to-date collection with perspectives from both sides of the Atlantic.

Cost-effectiveness analysis is a technique developed by health economists for trying to get a handle on comparing different types of treatment (or other health care intervention). The method aims at estimating the cost for a standardized unit of health gain. The most commonly used standardized unit is the 'Quality Adjusted Life Year' or QALY. A book that provides an up-to-date European perspective on QALYs in practice is: A. Edgar, S. Salek, D. Shickle, and D. Cohen, *The Ethical QALY: Ethical Issues in Healthcare Resource Allocations* (Euromed Communications, 1998). This book covers the measurement of QALYs, the ethical and technical difficulties with them, and contains a number of short summaries of health care rationing in various European countries, including some from the former Eastern Europe.

A detailed and quite technical book on the various kinds of cost-effectiveness which discusses both the ethical and economic aspects is: M. R. Gold, J. E. Siegel, L. B. Russell, and M. C. Weinstein (eds.), *Cost-Effectiveness in Health and Medicine* (Oxford University Press, 1996).

The *Journal of Medical Ethics* published an interesting and lively debate about the ethical strengths and weaknesses of the cost-effectiveness approach to rationing. J. Harris argued against QALY theory: 'QALYfying the Value of Human Life', *Journal of Medical Ethics*, 13 (1987), 117–23. P. Singer, J. McKie, H. Kuhse, and J. Richardson reply to Harris: 'Double Jeopardy and the Use of QALYs in Health Care Allocation', *Journal of Medical Ethics*, 21 (1995), 144–50. Harris defended his original position: 'Double Jeopardy and the Veil of Ignorance – a Reply', *Journal of Medical Ethics*, 21 (1995), 151–7. The debate is summarized by T. Hope: 'QALYs, Lotteries and Veils: The Story so Far', *Journal of Medical Ethics*, 22 (1996), 195–6. The debate then continued in three adjacent articles in the same volume:

J. McKie, H. Kuhse, J. Richardson, and P. Singer, 'Double Jeopardy, the Equal Value of Lives and the Veil of Ignorance: A Rejoinder to Harris', pp. 204–8
J. Harris, 'Would Aristotle have Played Russian Roulette?', pp. 209–15
J. McKie, H. Kuhse, J. Richardson, and P. Singer, 'Another Peep behind the Veil', *Journal of Medical Ethics*, pp. 216–21

Chapter 4

The first major exploration of the non-identity problem from a philosophical angle is in: D. Parfit, *Reasons and Persons* (Oxford University Press, 1984), ch. 16. A more extended analysis of the implications of the non-identity problem for doctors, with references to some of the more recent articles is given in: T. Hope and J. McMillan (2004) [in preparation].

An early and lively discussion of issues raised by the possibility of selecting the characteristics of our children is given in: J. Glover, *What*

Sort of People Should There Be? (Pelican, 1984). For more general coverage of ethical issues around assisting reproduction see: J. Harris and Soren Holm (eds.), *The Future of Human Reproduction: Ethics, Choice and Regulation* (Oxford University Press, 1998). This is a collection of essays. The introduction by Harris provides a useful overview of ethical issues in assisted reproduction. J. Robertson, *Children of Choice: Freedom and the New Reproductive Technologies* (Princeton University Press, 1994), provides an examination of a wide range of issues associated with assisted reproduction and the new genetics with extensive coverage of the associated literature.

The most obvious area of reproductive medicine that raises important ethical concerns is that of abortion. A brief overview of some of the main positions on abortion is given in: T. Hope, J. Savulescu, and J. Hendrick, *Medical Ethics and Law: The Core Curriculum* (Churchill-Livingstone, 2003), ch. 9. More detailed, but readable discussions are in: J. Glover, *Causing Death and Saving Lives* (Penguin, 1977) and R. Dworkin, *Life's Dominion: An Argument about Abortion, Euthanasia, and Individual Freedom* (Vintage Books, 1993). Two articles that provide perspectives on the morality of abortion that get away from the focus on the moral status of the embryo are: J. J. Thomson, 'A Defence of Abortion', *Philosophy and Public Affairs* (Princeton University Press, 1971), reprinted in P. Singer (ed.), *Applied Ethics* (Oxford University Press, 1986); R. Hursthouse, 'Virtue Theory and Abortion', *Philosophy and Public Affairs*. 20 (1991), 223–46, reprinted in R. Crisp and M. Slote (eds.), *Virtue Ethics* (Oxford University Press, 1997), pp. 217–38.

Chapter 5

Anne Thomson, *Critical Reasoning in Ethics* (Routledge, 1999), provides a clear and thorough examination of thinking about ethics with many examples. A useful source book of types of fallacy and of valid reasoning in a simple dictionary style is N. Warburton, *Thinking from A to Z* (Routledge, 1996). For an entertaining introduction to formal logic, see G. Priest, *Logic: A Very Short Introduction* (Oxford University Press,

2000). This book has a good account of the sorites paradox and the slippery slope argument, but, despite its brevity and accessibility, this sister book gets into some pretty technical stuff.

For a lively, but far from superficial, introduction to ethics, and ethical theory, see: S. Blackburn, *Ethics: A Very Short Introduction* (Oxford University Press, 2001). And if you want to take a further step back – from ethics to philosophy more generally – see: E. Craig, *Philosophy: A Very Short Introduction* (Oxford University Press, 2002). An excellent history of ethics, that is also an excellent introduction to the subject, is A. MacIntyre, *A Short History of Ethics* (Routledge Classics; Routledge, 2002).

The critical philosophical tradition – the tradition of argument – began in ancient Greece around the 6th century BC. An excellent introduction to Greek philosophy is: J. Annas, *Ancient Philosophy: A Very Short Introduction* (Oxford University Press, 2000). And why not dip into Plato himself, and meet Socrates as both questioner and orator. An engaging place to start is with the Plato dialogues that are sometimes brought together as the 'Trial and Death of Socrates': *Euthyphro*, *Apology* (an account of Socrates' trial, and one of the dramatic masterpieces), *Crito*, and *Phaedo* (which ends with Socrates' last words as the paralysing effect of hemlock creeps up his body). All four are available (together with a fifth dialogue) in Plato, *Five Dialogues: Euthyphro, Apology, Crito, Meno, and Phaedo*, tr. G. M. A. Grube (Hackett Publishing Co., 2002). The *Apology* and *Phaedo* are available as an audiobook from Naxos.

Chapter 6

The 'anti-psychiatry' movement of the 1960s produced some trenchant and well-written critiques of the whole idea of mental illness and the coercive ways in which society treats the mentally ill. Two of the most influential such books were: R. D. Laing, *The Divided Self* (Penguin Books, 1990; 1st publ. 1960), and T. Szasz, *The Myth of Mental Illness*, rev. edn. (Harper Collins, 1984; 1st publ. 1960). An excellent edited collection covering a wide range of areas of ethics and mental illness is:

R. Bloch, P. Chodoff, and S. A. Green, *Psychiatric Ethics*, 3rd edn. (Oxford University Press, 1999).

It is in the field of mental illness that philosophical issues about the concept of disease and classification have been most discussed. Two useful overviews of some key positions and arguments are found in C. Boorse, 'A Rebuttal on Health', in J. F. Humber and R. F. Almeder (eds.), *Defining Disease* (Humana Press, 1997), pp. 7–8, and K. W. M. Fulford, 'Analytic Philosophy, Brain Science, and the Concept of Disorder', in Bloch *et al.*, *Psychiatric Ethics*.

A good starting point for the literature on the abuse of psychiatry for political purposes is: P. Chodoff, 'Misuse and Abuse of Psychiatry: An Overview', in Bloch *et al.*, *Psychiatric Ethics*.

Although not discussed in this chapter, there are many ethical issues that arise from the practice of psychotherapy. These are discussed in some detail in J. Holmes and R. Lindley, *The Values of Psychotherapy* (Oxford University Press, 1991).

Chapter 7

The ethical issues that arise from modern genetics are the current growth industries of medical ethics. For an extensive list of further reading see: T. Hope, J. Savulescu, and J. Hendrick, *Medical Ethics and Law: The Core Curriculum* (Churchill-Livingstone, 2003), pp. 112–13.

British Medical Association, *Human Genetics: Choice and Responsibility* (Oxford University Press, 1998), gives the British Medical Association's position on ethics and genetics. An excellent book on ethics and the new genetics which thoroughly covers the literature is A. Buchanan, D. W. Brock, N. Daniels, and D. Wikler, *From Chance to Choice: Genetics and Justice* (Cambridge University Press, 2000). J. Harris, *Clones, Genes and Immortality* (Oxford University Press, 1998) is written in Harris's characteristically vigorous style.

Few can resist the lure of taking up a strong position on the ethics of human cloning. Perhaps not the stuff of ordinary clinical practice, but it is certainly good for discussion over a pint of beer. For a 'what is all the fuss about' approach read: J. Harris, '"Goodbye Dolly?" The Ethics of Human Cloning', *Journal of Medical Ethics*, 23 (1997), 353–60. For a collection of essays on cloning from a variety of perspectives: M. C. Nussbaum and C. R. Sunstein (eds.), *Clones and Clones: Facts and Fantasies about Human Cloning* (W. W. Norton & Co., 1998). For an overview of the history and facts as well as some of the philosophical issues see: A. J. Klotzko, *A Clone of your own?: The Science and Ethics of Cloning* (Oxford University Press, 2004).

For a good history of eugenics see: D. J. Kevles, *In the Name of Eugenics: Genetics and the Uses of Human Heredity* (Harvard University Press, 1995). A good overview and analysis of eugenics is provided in D. Wikler, 'Can we Learn from Eugenics?', *Journal of Medical Ethics*, 25/2 (1999), 183–94.

Prenatal diagnosis of genetic conditions that cause disability, followed by termination of pregnancy, has been the object of considerable criticism on the grounds not that termination is wrong *per se* but because this discriminates against the disabled. For a collection of papers on this issue, see: E. Parens and A. Asch (eds.), *Prenatal Testing and Disability Rights* (Georgetown University Press, 2000).

The time may not be far off when genetic methods can be used, not to prevent disease or disability, but to enhance humans – for example to increase intelligence. Most of us believe it is right to enhance children's intellectual abilities through good education. Is it right to enhance children's intelligence through gene therapy? If you want to read about this issue, try N. Holtug, 'Does Justice Require Genetic Enhancements?', *Journal of Medical Ethics*, 25/2 (1999), 137–43 and J. Savulescu, 'In defence of selection for non-disease genes.', *American Journal of Bioethics* 175 (2001) p. 1. For an excellent collection of essays on genetic enhancement: E. Parens (ed.), *Enhancing Human Traits: Ethical and Social Implications* (Georgetown University Press, 1998).

Chapter 8

If you want to read more about research in poor countries see Notes and references (above) and also R. Macklin, *Double Standards in Medical Research in Developing Countries* (Cambridge University Press, 2004), written by one of the participants in the CIOMS guidelines. A detailed examination of the ethical issues surrounding consent to participate in medical research is provided in: L. Doyal and J. S. Tobias (eds.), *Informed Consent in Medical Research* (BMJ Books, 2001), pp. 266–76.

There are several guides to the ethical evaluation of medical research that combine some philosophical analysis with practical help for researchers and those on research ethics committees. The most philosophical is D. Evans and M. Evans, *A Decent Proposal: Ethical Review of Clinical Research* (John Wiley & Sons, 1996). For a look at research from goal-based, duty-based and right-based perspectives, and including many case studies, see: C. Foster, *The Ethics of Medical Research on Humans* (Cambridge University Press, 2001).

For a look at the historical background to the control of medical research see: G. J. Annas and M. A. Grodin (eds.), *The Nazi Doctors and the Nuremberg Code: Human Rights in Human Experimentation* (Oxford University Press:, 1992), and for a philosophical overview: B. A. Brody, *The Ethics of Biomedical Research: An International Perspective* (Oxford University Press, 1998).

One important area that I have not even mentioned is the use of animals in medical research. A useful introduction and sourcebook to further reading is: L. Grayson, *Animals in Research: For and Against* (British Library, 2000).

A useful website to guidelines about the ethical conduct of medical research with links to other relevant sites is the UK Department of Health site at: www.corec.org.uk

“牛津通识读本”已出书目

古典哲学的趣味
人生的意义
文学理论入门
大众经济学
历史之源
设计，无处不在
生活中的心理学
政治的历史与边界
哲学的思与惑
资本主义
美国总统制
海德格尔
我们时代的伦理学
卡夫卡是谁
考古学的过去与未来
天文学简史
社会学的意识
康德
尼采
亚里士多德的世界
西方艺术新论
全球化面面观
简明逻辑学
法哲学：价值与事实
政治哲学与幸福根基
选择理论
后殖民主义与世界格局
福柯
缤纷的语言学
达达和超现实主义
佛学概论
维特根斯坦与哲学
科学哲学
印度哲学祛魅
克尔凯郭尔
科学革命
广告
数学
叔本华
笛卡尔
基督教神学
犹太人与犹太教
现代日本
罗兰·巴特
马基雅维里
全球经济史
进化
性存在
量子理论
牛顿新传
国际移民
哈贝马斯
医学伦理
黑格尔
地球
记忆
法律
中国文学
托克维尔
休谟
分子
法国大革命
民族主义
科幻作品
罗素
美国政党与选举
美国最高法院
纪录片
大萧条与罗斯福新政
领导力
无神论
罗马共和国
美国国会
民主
英格兰文学
现代主义
网络
自闭症
德里达
浪漫主义
批判理论

德国文学
戏剧
腐败
医事法
癌症
植物
法语文学
微观经济学
湖泊
儿童心理学
时装
现代拉丁美洲文学
卢梭
隐私
电影音乐
抑郁症
传染病
希腊化时代
电影
俄罗斯文学
古典文学
大数据
洛克
幸福
免疫系统
银行学
景观设计学